G. Sachse

Praktische
Diabetologie

Dritte Auflage

W0247238

Praktische Diabetologie

Diagnostik und Therapie
in Klinik und Praxis

G. Sachse

Dritte, überarbeitete
Auflage

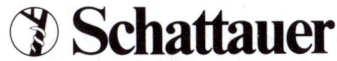 Schattauer

Prof. Dr. med. G. Sachse
Deutsche Klinik für Diagnostik
Fachbereich Diabetologie
Aukammallee 33

65191 Wiesbaden

CIP-Titelaufnahme der Deutschen Bibliothek

Sachse, Günther: Praktische Diabetologie : Diagnostik und Therapie in Klinik und Praxis ; mit 3 Tabellen / G. Sachse. – 3., überarb. Aufl. – Stuttgart ; New York : Schattauer, 1998
   ISBN 3-7945-1833-0

© 1989, 1991 and 1998 by F. K. Schattauer Verlagsgesellschaft mbH, Lenzhalde 3, 70192 Stuttgart, Germany

Printed in Germany

Satz: Sabine Seifert, Fellbacher Straße 98, 70327 Stuttgart
Druck und Einband: AZ Druck und Datentechnik GmbH, Kotterner Straße 64, 87435 Kempten/Allgäu

ISBN 3-7945-1833-0

Vorwort zur dritten Auflage

Die „Praktische Diabetologie" liegt nun in der 3. Auflage vor. Zielsetzung war es auch diesmal wieder, praktisch anwendbares Wissen in knapper Form zu vermitteln. In den letzten Jahren hat die Diabetologie viele neue Impulse erhalten, die eine grundlegende Überarbeitung des Buches erforderlich machten. Qualitätsrichtlinien wurden erarbeitet, deren konsequente Umsetzung in den nächsten Jahren erfolgen wird. Neue medikamentöse Ansätze wie Insulinanaloga oder Insulin-Sensitizer ermöglichen eine immer differenziertere Form der Stoffwechselführung. Selbst auf der gesundheitspolitischen Ebene hat sich die Erkenntnis durchgesetzt, daß ein konsequenter präventiver Ansatz nicht nur medizinisch, sondern auch ökonomisch sinnvoll ist.

Als Partner in der lebenslang notwendigen Stoffwechselführung hat der Diabetiker Ärzte, Krankenschwestern und Krankenpfleger, Ernährungsberater und -beraterinnen, Diabetesberater und -beraterinnen und Diabetesassistenten und -assistentinnen. Für alle, die in der Diabetikerbetreuung tätig sind, soll dieses Buch eine rasche Information ermöglichen. Wenn dieser Zweck erreicht wird, hat auch die 3. Auflage ihren Sinn.

Wiesbaden, im Herbst 1997 Günther Sachse

Vorwort zur zweiten Auflage

In der vorliegenden 2. überarbeiteten Auflage wurde das Kapitel zur Pathophysiologie des Kohlenhydratstoffwechsels etwas erweitert. Die empfohlene weiterführende Literatur wurde um Neuerscheinungen ergänzt. Insgesamt ist aber die knappe, zum Teil pragmatische Darstellung beibehalten worden. Ich wünsche mir, daß auch diese Auflage Anklang bei den Kollegen in der Praxis finden wird.

Wiesbaden, im Winter 1990   Günther Sachse

Vorwort zur ersten Auflage

Dieses Buch ist kein ausführliches Lehrbuch der Diabetologie und auch keine wissenschaftliche Abhandlung über den Diabetes mellitus. In knapper Form soll in der Praxis anwendbares gesichertes Wissen vermittelt werden. Entsprechend der Zielsetzung sind die Kapitel zur Ätiologie, Pathophysiologie und Genetik eher kurz. Breiteren Raum ist der Diagnose und Therapie der diabetischen Folgeschäden, der Stoffwechselführung des Patienten in der Praxis, der Diskussion der Therapieziele – des Wünschenswerten und des in der Praxis Erreichbaren – und den sozialmedizinischen Aspekten gewidmet.
Diabetikerbetreuung in der Praxis heißt heute nicht mehr Blutzucker- und Harnzuckerbestimmung allein. Wesentlich ist die Zusammenarbeit von Patient und Arzt. Schulung und Selbstkontrolle sind nicht einem kleinen Kreis hochmotivierter Typ-I-Diabetiker vorbehalten, sondern auch eine große Zahl unserer mehr als 2 Millionen Typ-II-Diabetiker ist schulungsfähig und motivierbar.
Prognose und Verlauf der diabetischen Folgeschäden sind nur dann zu beeinflussen, wenn sich Arzt und Patient gemeinsam und kompetent um die Stoffwechselführung bemühen. Wenn es gelingt, mit dem vorliegenden Buch eine Grundlage für diese Zusammenarbeit zu schaffen, ist die Zielsetzung erreicht.

Wiesbaden, im Herbst 1988   Günther Sachse

Inhaltsverzeichnis

Einleitung

Eine effektive Stoffwechselführung ist ein Wunschtraum der Diabetologen, seitdem das Krankheitsbild Diabetes mellitus bekannt ist. Glaubte man, mit der Entdeckung des Pankreasdiabetes und der Einführung des Insulins die Ursache und die ätiologische Therapie des Diabetes mellitus gefunden zu haben, so mußte man bald feststellen, daß das neue Wissen und die damit verbundenen Behandlungsmöglichkeiten eine Reihe nicht vorhersehbarer Probleme aufweisen. Während vor der Entdeckung des Insulins akute Stoffwechselentgleisungen wie Ketoazidose und diabetisches Koma im Vordergrund des klinischen Verlaufs standen und die Lebenserwartung des Diabetikers bestimmten, sind es heute die diabetischen Folgeschäden, die uns zu größter Sorgfalt bei der Stoffwechselführung des Diabetikers veranlassen.

Wenn auch die Ursachen dieser diabetischen Folgeschäden bis heute nicht eindeutig geklärt sind, so scheint doch zu gelten, daß eine exakte Stoffwechselführung mit dem Ziel der möglichst weitgehenden Annäherung an eine Stoffwechselnormalisierung die Entstehung diabetischer Folgeschäden beeinflussen kann.

In erster Linie aufgrund diabetesassoziierter vaskulärer Komplikationen ist die statistische Lebenserwartung des Diabetikers immer noch geringer als die der vergleichbaren Allgemeinbevölkerung.

Trotz aller interessanten Zukunftsaspekte, gerade auf dem Gebiet der therapeutischen Beeinflußbarkeit des Diabetes mellitus, werden wir wohl für die nahe Zukunft noch auf die – wenn auch immer subtiler eingesetzten – „klassischen" Therapiemöglichkeiten zurückgreifen müssen.

Die Therapie des Typ 1 Diabetes wurde in den letzten Jahren bereichert um Methoden wie die intensivierte Insulintherapie mit mehrmaligen täglichen Insulininjektionen oder die kontinuierliche Insulinzufuhr mit tragbaren Insulindosiergeräten, sog. Insulinpumpen. Rasch wirkende Insulinanaloga ergänzen die Insulinpalette.

Der ältere Typ 2 Diabetiker war lange Zeit „das Stiefkind der Diabetologie". Erst neuerdings wird in zunehmendem Maße den zahlreichen Problemen, die sich bei der Betreuung des Typ 2 Diabetikers ergeben, Beachtung geschenkt. Die Schulung des Typ 2 Diabetikers verlagert sich dabei mehr und mehr in die Praxis des niedergelassenen Arztes. Das individuelle Therapieziel wird nur dann erreichbar sein, wenn der Patient in der Praxis möglichst gut geschult worden ist. Wissen um die

Zusammenhänge schafft Motivation. Der motivierte Patient verbessert seine Stoffwechsellage in Zusammenarbeit mit dem Hausarzt und freut sich über den Erfolg. So wird das Arzt-Patienten-Verhältnis positiv gefestigt und vertieft.

Die Vermittlung der Grundlagen für eine effektive Diabetikerbetreuung in der Praxis ist Aufgabe dieses Buches.

Grundlagen der Diabetologie

Pathophysiologie des Kohlenhydratstoffwechsels

Die folgenden Ausführungen zur Pathophysiologie des Kohlenhydratstoffwechsels sind bewußt kurz gehalten. Zur ausführlicheren Problematik sei auf die weiterführende Literatur am Schluß des Buches verwiesen.

Glukosehomöostase und die Wechselwirkungen zwischen Kohlenhydrat- und Fettstoffwechsel stehen im Mittelpunkt der pathophysiologischen Vorgänge beim Diabetes mellitus.

Glukoneogenese und Glykolyse, aber auch Lipogenese und Lipolyse, sind in einem komplexen Zusammenspiel an der Aufrechterhaltung der Glukosehomöostase beteiligt. Wichtigster Abbauweg der Glukose ist die Glykolyse, aber auch im Pentosephosphatzyklus kann Glukose verstoffwechselt werden. Die Glykolyse kann unter aeroben und anaeroben Bedingungen erfolgen, der Abbau im Pentosephosphatzyklus nur unter aeroben Bedingungen.

Das Zentralnervensystem bezieht seine Energie nahezu ausschließlich aus Glukose. Die Empfindlichkeit dieses Gewebes gegenüber relativ kleinen Blutzuckerschwankungen erfordert die Möglichkeit der Glukoneogenese im Organismus. Diese findet in erster Linie in der Leber, in weit geringerem Ausmaß auch in den Nieren statt.

Glykogenbildung und Glykogenolyse vollziehen sich auf getrennten Wegen. Diese Teilung bietet die Voraussetzung für eine Kontrolle des Prozesses in der jeweils gewünschten Richtung.

Die Auf- und Abbauwege sind kompliziert. Es handelt sich um Kaskadensysteme, in denen die beteiligten Enzyme durch Phosphorylierung unter dem Einfluß bestimmter Hormone oder anderer Faktoren von einem in den anderen Aktivitätszustand überführt werden.

Insulin entfaltet in verschiedenen Organen unterschiedliche Wirkungen:

- Im **Muskel** wird die Bildung von Glykogen und die Glukoseoxidation gefördert.
- In der **Leber** fördert Insulin die Glykogenbildung und hemmt die Glykogenolyse.

- Im **Fettgewebe** wird die Lipogenese gefördert und die Lipolyse gehemmt.

Ein absoluter oder relativer Insulinmangel hat dementsprechend folgende Auswirkungen:
- Verminderte Glykogenbildung
- Verstärkte Glukoneogenese
- Anstieg freier Fettsäuren
- Verminderte Aufnahme von Glukose in die Zellen
- Hyperglykämie

Insulin ist **Antagonist** einer Reihe anderer Hormone wie:
- Katecholamine
- Glukagon
- Kortisol
- Wachstumshormon
- (ACTH, Schilddrüsenhormone, Östrogene)

Während beim **Typ 1 Diabetes** ein absoluter **Insulinmangel** durch fortschreitende Zerstörung der B-Zellen vorliegt, zeichnet sich der **Typ 2 Diabetiker** zumindest primär durch Normo- oder Hyperinsulinämie bei **verminderter Insulinwirkung** (Insulinresistenz) aus. Diese veränderte Insulinwirkung ist Folge von und/oder führt zu:
- Überernährung und Adipositas
- Gesteigerter Insulinsekretion bei gleichzeitiger Insulinsekretionsstarre
- Verminderung der Insulinrezeptoren
- Verminderter Bindungsfähigkeit des Insulins an Rezeptoren, sog. „Postrezeptordefekten".

Die Insulinwirkung an der Zelle erfolgt in verschiedenen Schritten: Zunächst wird Insulin an den Insulinrezeptor in der Plasmamembran gebunden, über sog. Hormonsignale werden Membranfunktionen beeinflußt und intrazelluläre Überträgersubstanzen generiert; schließlich beeinflußt Insulin mittels Steuerung von Schlüsselenzymen intrazelluläre Stoffwechselprozesse.

Aus dem Gesagten wird verständlich, wie komplex und gravierend sich eine gestörte Insulinwirkung oder ein Insulinmangel auf den gesamten Organismus auswirken müssen.

Definition und Diagnostik

Der Diabetes mellitus ist eine Stoffwechselerkrankung, die mit Blutzuckererhöhung einhergeht.

Ein manifester Diabetes mellitus liegt vor, wenn der Nüchternblut-zucker bei weiderholten Kontrollen 126 mg/dl überschreitet.

Ursache dieser Blutzuckererhöhung ist ein absoluter oder relativer Insulinmangel mit gestörter Glukosehomöostase. Der Begriff „Diabetes mellitus" bezeichnet kein klinisch einheitliches Krankheitsbild, sondern umfaßt unterschiedliche Formen mit differenter Ätiologie, Pathophysiologie, Epidemiologie und Genetik.

Die **Diagnosestellung** erfolgt aufgrund folgender Parameter:

- Wiederholte Messungen eindeutig erhöhter Nüchtern- und postprandialer Blutzuckerwerte
- Glukosurie
- (Fakultativ) zuzuordnende klinische Leitsymptome

Klinische Leitsymptome einer diabetischen Stoffwechsellage sind:

- Polyurie
- Polydipsie
- Gewichtsabnahme
- Exsikkose
- Leistungsknick, Adynamie

Klassifikation, Genetik, Ätiopathogenese und Epidemiologie

Klassifikation

Die z. Zt. geltende Diabetesklassifikation umfaßt folgende Diabetesformen (s. a. Tab. 1):

- **Typ 1 Diabetes mellitus**
- **Typ 2 Diabetes mellitus**
  - ohne Übergewicht
  - mit Übergewicht
- Diabetes mellitus aufgrund besonderer Ursachen, sog. **„sekundärer Diabetes mellitus":**
  - Pankreaserkrankungen
  - endokrine Erkrankungen
  - medikamentös ausgelöste diabetische Stoffwechsellage
  - Insulinrezeptorstörungen
  - genetische Syndrome

Tab. 1 Gegenüberstellung der wichtigsten Merkmale zur Unterscheidung von Typ 1 und Typ 2 Diabetes.

Typ 1 Diabetes mellitus	Typ 2 Diabetes mellitus
Primär insulinbedürftig	Primär nicht insulinbedürftig
Fehlende oder stark verminderte Insulineigensekretion	Häufig zunächst Hyperinsulinämie, jedoch mit starrem Sekretionsmuster
Hohe Sensitivität auf exogenes Insulin	Relative Insulinresistenz
Kein Ansprechen auf orale Antidiabetika	Gutes Ansprechen auf orale Antidiabetika
Meist plötzlicher Beginn	Langsamer, schleichender, oft über Monate und Jahre unbemerkter Beginn
Patienten meist jünger als 40 Jahre	Patienten meist älter als 40 Jahre
Inzidenz 0,2 %	Inzidenz mehr als 3 %
Übergewicht selten	Übergewicht häufig
Familiäre Belastung selten	Familiäre Belastung häufig
Inselzellantikörper	Keine Inselzellantikörper
Assoziation mit HLA-Komplex	Keine Assoziation mit HLA-Komplex

- **Gestörte oder verminderte Glukosetoleranz** (ältere, nicht mehr gebräuchliche Bezeichnungen: latenter Diabetes mellitus, subklinischer Diabetes mellitus)
  - ohne Übergewicht
  - mit Übergewicht
- **Schwangerschaftsdiabetes**
- **Diabetes bei jungen Erwachsenen**: Diese Sonderform des nicht insulinbedürftigen Diabetes mellitus (sog. **m**aturity **o**nset **d**iabetes in **y**oung people = **MODY**) wird autosomal dominant vererbt („MODY"-Familien) und ist primär nicht insulinbedürftig. Er tritt im frühen Lebensalter auf, verläuft zunächst sehr mild, kann jedoch nach längerer Diabetesdauer trotz guter Stoffwechselführung zu diabetischen Folgeschäden führen.

Die Gegenüberstellung der beiden Diabetestypen in Tabelle 1 mag schematisch erscheinen. Es gibt zweifellos auch Übergänge zwischen beiden Formen. Für die Praxis ist diese etwas schematisierte Darstellung jedoch sicherlich hilfreich. Letztlich am wichtigsten ist in jedem Fall, daß der Patient die für ihn individuell bestmögliche Therapie erhält.

Tab. 2 Belastung mit Typ 1 und Typ 2 Diabetes. Nach Köbberling et al., 1986.

Ausgangsfälle	Belastung mit	Eltern	Geschwister	Kinder
Typ 1 Diabetes	Typ 1 Diabetes	1,6 ± 1,3 %	10,9 ± 3,9 %	–
	Typ 2 Diabetes	8,5 ± 5,6 %	–	–
Typ 2 Diabetes	Typ 1 Diabetes	–	0,4 ± 0,1 %	0,3 ± 0,2 %
	Typ 2 Diabetes	–	25,8 ± 1,5 %	33,4 ± 6,4 %

Genetik

Die Genetik der beiden Diabetesformen ist unterschiedlich. Tabelle 2 zeigt die Belastung mit Typ 1 und Typ 2 Diabetes nach Alterskorrektur für Eltern, Geschwister und Kinder von Typ 1 und Typ 2 Diabetikern.

Der Typ 2 Diabetes ist demnach stärker genetisch determiniert als der Typ 1 Diabetes. Beim Typ 1 Diabetes kommt dem HLA-Komplex bezüglich der genetischen Disposition Bedeutung zu.

Eine positive Korrelation besteht mit HLA-DR 3 und HLA-DR 4, eine negative mit HLA-DR 2 (schützende Erbanlage?).

Trotz der oben beschriebenen stärkeren genetischen Determination des Typ 2 Diabetes lassen sich ähnliche Beziehungen zum HLA-Komplex wie für den Typ 1 bisher nicht sicher beschreiben.

Ätiopathogenese

Ätiopathogenetisch spielen Virusinfektionen, die zu einer fortschreitenden Zerstörung der B-Zellen führen, beim Typ 1 Diabetes eine Rolle. Diskutiert werden Mumps, Coxsackie B, Röteln, Masern, Zytomegalie und Influenzaviren.

Beim Typ 2 Diabetes sind Zusammenhänge zu Virusinfektionen bisher nicht bekannt.

Autoimmunreaktionen, vielleicht getriggert durch äußere Faktoren, sind an der Pathogenese des Typ 1 Diabetes ebenfalls beteiligt. Der Nachweis sog. Inselzellantikörper beim frisch entdeckten Typ 1 Diabetes ist ein gewichtiges Argument dafür. Auch das gehäufte gleichzeitige Vorkommen mit Autoimmunerkrankungen anderer endokriner Organe spricht dafür.

Beim Typ 2 Diabetes fehlen diese Zusammenhänge, allerdings existiert eine kleine Prozentzahl oral einstellbarer Diabetiker, die Inselzellan-

tikörper aufweist, aber überdurchschnittlich häufig später insulinbedürftig wird. Hier dürfte es sich um ein frühes Stadium eines Typ 1 Diabetes und nicht um das Vorliegen eines Typ 2 Diabetes handeln.

Der wohl wesentlichste manifestationsfördernde Faktor beim Typ 2
Diabetes ist die Überernährung, die zur Fettsucht führt. Als weitere manifestationsfördernde Faktoren für den Typ 2 Diabetes sind Leberzirrhose und bei der Frau die Schwangerschaft anzusehen.

Insgesamt haben also beim Typ 2 Diabetes Lebensweise und Lebens-
verlauf einen stärker manifestationsfördernde Wirkung. Unter diesem
Aspekt wird auch die zunehmende, vom Lebensalter abhängige Diabeteshäufigkeit verständlich.

Bewußt vereinfacht und z. T. noch hypothetisch lassen sich also die
Ausführungen zur Ätiopathogenese wie folgt zusammenfassen:

- **Typ 1 Diabetes:**
  - genetische Prädisposition zur B-Zellschädigung
  - Virusinfektionen, Umwelteinflüsse (und wahrscheinlich weite-
    re äußere Faktoren) und (dadurch bedingte oder parallel be-
    stehende?) Autoimmunreaktionen führen zur B-Zellschädigung

  Ist ein bestimmter Grad der **B-Zellschädigung** erreicht, kommt
  es zur Manifestation eines Typ 1 Diabetes mellitus.
- **Typ 2 Diabetes:**
  - Überernährung, Fettsucht
  - relative Insulinresistenz
  - Hyperglykämie
  - gesteigerte Insulinsekretion (Hyperinsulinämie)

  Im Laufe der Zeit kommt es zu einer permanenten **Überforde-
  rung der B-Zellen** und bei vorhandener genetischer Prädisposition zur Manifestation eines Typ 2 Diabetes mellitus.

Neuerdings gibt es Hinweise, daß auch eine primäre, unabhängig von
Ernährung und Übergewicht vorhandene (genetisch bedingte?) Insu-
linsekretionsstörung, die mit primärer Insulinresistenz einhergeht, zum
Auftreten eines Typ 2 Diabetes führen kann.

Epidemiologie

Untersuchungen zur Epidemiologie des Diabetes sind äußerst komplex,
schwierig durchzuführen und von Kontinent zu Kontinent nur schwer
vergleichbar.

Die Diabeteshäufigkeit beträgt in Nordamerika und Europa ca. 2–3 %.
Die Diabetesinzidenz, d. h. die jährliche Zuwachsrate, liegt für den Typ
1 Diabetes bei ca. 0,2 %, für den Typ 2 Diabetes bei mehr als 3 %. Für
beide Diabetesformen zeichnet sich eine deutliche Zunahme der Inzidenz ab. Die Diabeteshäufigkeit steigt mit zunehmendem Alter. Die Ge-
schlechtsverteilung ist bis zum 40. Lebensjahr etwa gleich, danach liegt
die Morbidität der Frauen höher.
In erster Linie aufgrund vaskulärer Komplikationen ist die Lebenserwartung des Diabetikers immer noch geringer als die der Allgemeinbevölkerung. Bestimmend für die Prognose des Krankheitsverlaufs
beim Diabetes mellitus ist eine Vielzahl von Faktoren. Die Beurteilung
der Prognose muß unter Berücksichtigung all dieser Faktoren individuell erfolgen. Außer diabetesspezifischen Komplikationen müssen zusätzliche Risikofaktoren wie Hypertonie, andere Stoffwechselstörun-
gen, Zweiterkrankungen und soziale Daten berücksichtigt werden.

Diabetes mellitus – andere Ursachen

Lebererkrankungen, in erster Linie die Leberzirrhose, führen vermehrt
zum Auftreten eines Diabetes mellitus, meist mit Hyperinsulinämie bei
Insulinresistenz infolge der Reduktion des funktionsfähigen Leberge-
webes und einer verminderten Insulinansprechbarkeit der Muskulatur.
Pankreaskarzinome, chronisch-rezidivierende **Pankreatitiden, Hämo-
chromatose, ausgedehnte Pankreastraumata** und natürlich die **Pank-
reatektomie** können zum Auftreten eines insulinbedürftigen Diabetes
mellitus führen.
Genetische Syndrome können mit einem manifesten Diabetes melli-
tus oder einer gestörten Glukosetoleranz vergesellschaftet sein (z. B.
Friedreich-Ataxie, lipoatrophischer Diabetes mellitus, Laurence-Moon-
Biedl-Bardet-Syndrom).
Diabetogene Medikamente, wie z. B. Kortison, können zur passageren
Störung des Kohlenhydratstoffwechsels führen, jedoch äußerst selten zu
einem manifesten Diabetes. Kontrainsulinäre Hormone spielen bei der
Diabetesmanifestation nur selten eine klinisch relevante Rolle.

Gestörte Glukosetoleranz

Durch den Begriff „gestörte oder verminderte Glukosetoleranz" wurden ältere Bezeichnungen wie „latenter Diabetes" oder „subklinischer

Diabetes mellitus" ersetzt. Dies geschah unter der Vorstellung, daß eine verminderte Glukosetoleranz im eigentlichen Sinne keine behandlungsbedürftige Krankheit darstellt. Auch die prognostische Aussagefähigkeit einer verminderten Glukosetoleranz wird in den letzten Jahren bezüglich des späteren Auftretens eines manifesten Diabetes kontrovers diskutiert. Die Entstehung einer Makroangiophathie scheint durch eine verminderte Glukosetoleranz gefördert zu werden. Epidemiologische Studien belegen, daß Patienten mit gestörter Glukosetoleranz ein erhöhtes kardiovaskuläres Risiko haben.

Zum Nachweis einer gestörten Glukosetoleranz wird ein **oraler Glukosetoleranztest (oGTT)** durchgeführt. Sowohl die Standardisierung des Tests als auch die Grenzwertfestlegung der Blutzuckerwerte sind problematisch. Folgende Bedingungen sollten vor der Durchführung eines oralen Glukosetoleranztests eingehalten werden:

- Keine akuten Erkrankungen
- Normale körperliche Aktivität
- 3 Tage vorher kohlenhydratreiche Kost (mindestens 200 g Kohlenhydrate/Tag)
- Absetzen folgender Medikamente 3 Tage vorher:
  - Hormone
  - orale Antidiabetika
  - Thiazide
  - Kontrazeptiva
  - Salizylate
- 12 Stunden vor dem Test:
  - kein Nikotin
  - kein Kaffee
  - keine starke körperliche Anstrengung
  - keine Nahrungsaufnahme

Nach WHO (1980) sollte der Test mit 75 g Glukose oral durchgeführt werden. Überwiegend kommt in Deutschland jedoch der Test mit 100 g Glukose zur Anwendung.

Folgende **Blutzuckergrenzwerte** haben sich für die praktische Handhabung (Kapillarblut) bewährt:

	Nach 60 min	Nach 120 min
Kein Diabetes	< 200 mg/dl	< 140 mg/dl
Gestörte Glukosetoleranz	≥ 200 mg/dl	≥ 140 mg/dl

Laboruntersuchungen

Blutzuckerbestimmung

Der Blutzucker wird heute in aller Regel enzymatisch bestimmt (Glukoseoxidase/Peroxidase, Hexokinase/Glukose-6-phosphat-dehydrogenase, Glukosehydrogenase).
Die Bestimmungen können im Kapillarblut, im venösen Vollblut, im Serum oder im Plasma erfolgen. Im Kapillarblut sind die Nüchternblutzuckerwerte um etwa 5 % höher als im Vollblut, postprandial kann die Differenz bis zu 20 % betragen. Im Serum/Plasma sind die Blutzuckerwerte ebenfalls 10–20 % höher als im venösen Vollblut. Die Angabe der Meßwerte erfolgt in Deutschland meist in mg/dl, international ist die Angabe mmol/l gebräuchlich. Die Umrechnung erfolgt wie in den Formeln angegeben:

$$(\text{mg/dl}) \quad \times\ 0{,}0551 = (\text{mmol/l})$$
$$(\text{mmol/l}) \quad \times\ 18{,}02\ \ = (\text{mg/dl})$$

Im Rahmen der durch den Patienten durchgeführten Blutzuckerselbstkontrollen, z. T. aber auch in der häuslichen Praxis, hat sich zunehmend die Verwendung von Blutzuckerteststreifen durchgesetzt. Die Ablesung erfolgt entweder visuell durch Abgleich mit einer Farbskala oder reflektometrisch. Es stehen verschiedene Blutentnahmehilfen (z. B. Autoclix, Autolet, Auto-Lancet), Teststreifen (z. B. Hämoglucotest 20-800, Dextrostix, Glucostix, Visidex II) und Reflektometer (z. B. Reflocheck, Reflolux, Glucometer II u. v. a.) zur Verfügung. Bei neuentwickelten Geräten, welche die Blutzuckerselbstkontrolle deutlich vereinfachen, erfolgt die Blutzuckermessung nicht reflektometrisch über eine Farbreaktion, sondern mittels eines Glukosesensors.
Die Verordnung von Blutzuckerteststreifen wird heute im allgemeinen von den Krankenkassen akzeptiert. Die Verordnung eines Blutzuckermeßgerätes muß ärztlich begründet werden (z. B. visueller Abgleich mit der Farbskala nicht möglich bei fortgeschrittener diabetischer Retinopathie).

Urinzucker- und Azetonbestimmung

Die früher verwendeten Testtabletten (Clinitest) sind heute nur noch wenig gebräuchlich. Sie sind als reduktometrische Bestimmung relativ unspezifisch (Beeinflussung z. B. durch andere reduzierende Substanzen wie Ascorbinsäure, Harnsäure, Kreatinin).

Im allgemeinen werden heute Teststreifen verwendet, die enzymatisch entweder Harnzucker oder Azeton oder beides messen (z. B. Diaburtest 5000, Glukotest, Diastix, Keturtest, Ketostix, Keto-Diaburtest, Ketodiastix).

Bestimmung des glykosilierten Hämoglobins (HbA$_1$)

Das menschliche Hämoglobin besteht aus den Komponenten HbA$_0$ (90%), HbA$_1$ (6%), HbA$_2$ (2%) und HbF (<1%).

HbA$_1$ ist in der Aminosäuresequenz mit HbA$_0$ identisch, trägt aber am N-terminalen Ende der β-Kette ein Kohlenhydratmolekül. Es wird deswegen als glykosiliertes Hämoglobin bezeichnet. Die Glykosilierungsreaktion verläuft nichtenzymatisch. Als Zwischenform bildet sich zunächst rasch die labile Aldiminform. Dieser Teil der Reaktion ist reversibel. Aus der labilen Aldiminform entsteht langsam die stabile Ketoaminform. Diese Reaktion ist praktisch nicht reversibel.

Der Anteil der labilen Aldiminform im gesamten glykosilierten Hämoglobin beträgt ca. 10%, kann aber bei starken Blutzuckerschwankungen bis auf 30% des glykosilierten Hämoglobins ansteigen.

HbA$_1$ besteht aus den Untergruppen HBA$_{1a1}$, HbA$_{1a2}$, HbA$_{1b}$ und HbA$_{1c}$, die sich durch die Art des Kohlenhydratmoleküls am N-terminalen Ende der β-Kette unterscheiden.

Die wichtigste Rolle spielt das HbA$_{1c}$, bei dem ein Glukosemolekül angelagert ist. Der Anteil des HbA$_{1c}$ am Gesamthämoglobin beträgt ca. 4%, derjenige der übrigen HbA$_1$-Untergruppen ca. 2%.

Abhängig von der mittleren Blutzuckerhöhe kommt es beim Diabetiker zu einem prozentualen Anstieg des HbA$_1$ am Gesamthämoglobin. Da die chemische Reaktion praktisch irreversibel ist, kann der Anteil des glykosilierten Hämoglobins nur im Rahmen des physiologischen Erythrozytenabbaus wieder sinken. Somit gibt uns die Messung des glykosilierten Hämoglobins eine integrierende Aussage über die mittlere Blutzuckerhöhe der vorangegangenen 6–8 Wochen.

Die Auftrennung der Unterformen zur Bestimmung des HbA$_{1c}$ ist inzwischen relativ einfach möglich und kommt auch in „Routinelabors" zunehmend zum Einsatz.

- Falsch niedrige Werte finden sich bei verkürzter Erythrozytenüberlebensdauer
- Falsch hohe Werte finden sich bei:
  - erhöhtem HbF (z. B. Neugeborene, Thalassämie)
  - seltenen Hämoglobinopathien

– chronischem Alkoholkonsum
– fortgeschrittener Niereninsuffizienz

Die Bestimmung glykolisierter Hämoglobine sollte in 2- bis 3monatigen Abständen erfolgen. Sie ist zur Beurteilung der Stoffwechselführung des Diabetikers unabdingbar.

Die Normalwerte für das Gesamt-HbA_1 können je nach Labor und Bestimmungsmethode schwanken. Der obere Normbereich liegt bei ungefähr 8,5 %. Für HbA_{1c} ist der Normalbereich ca. 2 % niedriger anzusetzen.

Es gelten folgende **Einstellungskriterien:**
Sehr gute Stoffwechsellage: $HbA_1 < 8,5$ %, $HbA_{1c} < 6,5$ %
Gute Stoffwechsellage $HbA_1 < 9,0$ %, $HbA_{1c} < 7,0$ %
Noch befriedigende Stoffwechsellage: $HbA_1 < 10,0$ %, $HbA_{1c} < 8,0$ %
Unbefriedigende Stoffwechsellage: $HbA_1 > 10,0$ %, $HbA_{1c} > 8,0$ %
Bei HbA_1-Werten über 10 % ($HbA_{1c} > 8$ %) ist in jedem Fall eine Korrektur des Behandlungsregimes erforderlich.

In letzter Zeit werden vermehrt **Fruktosaminbestimmungen** als integrierender Parameter für einen 2- bis 4-Wochen-Zeitraum eingesetzt. Diese Methoden sind noch nicht genügend standardisiert, um ihren Platz als klinisch aussagefähige Parameter behaupten zu können. Eine ähnlich große Aussagefähigkeit wie den glykosilierten Hämoglobinen wird dieser Methode nicht zukommen.

Bestimmung von Serumplasmainsulin und C-Peptid

Insulin besteht als Protein aus einer A- und einer B-Kette verschiedener Aminosäuresequenzen, die in der Vorstufe des Insulins, dem Proinsulin, durch das sog. Connecting peptide (C-Peptid) verknüpft sind. Proinsulin, Insulin und C-Peptid sind radioimmunologisch meßbar. Die klinische Relevanz dieser Messungen ist relativ klein.

Zur Frage der noch vorhandenen Restsekretion der B-Zelle (z. B. bei Typ 2 Diabetikern mit unbefriedigender Soffwechsellage unter oralen Antidiabetika) kommt entweder die **Glukagonbelastung** oder der **standardisierte Mahlzeitentest** zur Anwendung, jedoch wird auch hier die Wahl der Therapieform abhängig von klinischen Kriterien erfolgen.

Akutkomplikationen des Diabetes mellitus

Hierunter versteht man durch akute Stoffwechselentgleisungen ausgelöste Situationen, in erster Linie also das Präkoma, das Coma diabeticum und die Hypoglykämie.

Präkoma und Coma diabeticum

Vor der Entdeckung des Insulins bestimmte diese Komplikation die Lebenserwartung des Diabetikers.

> Das **Coma diabeticum** ist definiert als eine durch absoluten oder relativen Insulinmangel bedingte Stoffwechselentgleisung mit Fieber, Bewußtlosigkeit und unbehandelt meist tödlichem Verlauf.

Unter dem Begriff des **Präkomas** werden die Vorstufen mit unterschiedlicher Beeinträchtigung der Bewußtseinslage zusammengefaßt. Wir unterscheiden folgende Typen:
- Ketoazidotisches Koma
- Hyperosmolares Koma

Das ketoazidotische Koma kommt überwiegend bei jüngeren Typ 1 Diabetikern vor, das nichtketoazidotische hyperosmolare Koma bei älteren Typ 2 Diabetikern mit noch vorhandener Insulineigensekretion, die das Entstehen einer Ketoazidose verhindert.

Leitsymptome für beide Komaformen sind:
- Bewußtseinsstörung bis zur Bewußtlosigkeit
- Hypo- oder Areflexie
- Trockene Haut und Schleimhäute
- Weiche Bulbi
- Hypotonie
- Manchmal „Pseudoperitonitis" (cave Chirurg!)
- Exzessive Blutzuckererhöhung (beim ketoazidotischen Koma fakultativ)

Zusätzlich beim ketoazidotischen Koma:
- Vertiefte Atmung („Kussmaul-Atmung" als kompensatorische Folge der metabolischen Azidose)

- Azetonfoetor ex ore
- Azidotisches Erbrechen
- Metabolische Azidose

Diagnose

Die Diagnose wird durch Blutzuckerbestimmung und Messung des Säure-Basen-Haushaltes gesichert. Zusätzliche engmaschige Kontrollen von Elektrolyten und Nierenwerten sind während der initialen Therapiephase erforderlich.

Therapie

Therapeutisch ist die Gabe großer Insulindosen heute obsolet. Durchgesetzt hat sich die kontinuierliche Zufuhr kleiner Insulindosen (8 bis 12 IE/h). Wichtigste Maßnahme ist stets eine sofortige und ausreichende Flüssigkeitszufuhr.

Das therapeutische Vorgehen sollte wie folgt sein:

- Flüssigkeitszufuhr! (0,9%ige NaCl-Lösung). Bei sehr hoher Osmolalität Gabe halbisotonischer oder sog. $^1/_3$-Lösung. Die Gesamtmenge richtet sich nach dem zentralen Venendruck.
- Normalinsulin, am besten über den Perfusor (8–12 IE/h, bis Blutzuckerwert von 250 mg/dl erreicht ist)
- Ab einem Blutzucker von weniger als 250 mg/dl parallel 5%ige Glukoselösung und Halbierung der stündlichen Insulindosis
- Rechtzeitige Kaliumsubstitution (falsch hohe Kaliumwerte in der Exsikkose und Ketoazidose)
- Ausgleich der metabolischen Azidose nur bei einem pH-Wert >7,1 mit Natriumbikarbonat (cave Überkompensation mit Gefahr des Hirnödems)
- (Fakultativ) Phosphatzufuhr (z. B. KH_2PO_4 2,7%).
- Intensivüberwachung, exakte Bilanzierung, engmaschige Kontrollen von Blutzucker, Kalium, Natrium und Säure-Basen-Haushalt

Falsch und nicht rechtzeitig behandelt hat das Coma diabeticum auch in unserer Zeit noch eine hohe Letalität. Bei der heute geforderten intensiven Diabetikerschulung sollte das Auftreten eines Präkoma oder Coma diabeticum eigentlich „die große Ausnahme" sein.

Hypoglykämie

Die Hypoglykämie ist definiert als **Blutzucker unter 50 mg/dl.**
Diese Definition ist nur begrenzt sinnvoll, denn die klinischen und
damit behandlungsbedürftigen Symptome einer Hypoglykämie sind
von folgenden Faktoren abhängig:
* Höhe des Ausgangsblutzuckerwertes
* Schnelligkeit des Blutzuckerabfalls
* Vorhandensein gegenregulatorischer Vorgänge

So kann ein Diabetiker bei raschem Blutzuckerabfall von einem hohen Ausgangswert durchaus schon bei Blutzuckerwerten von 100
mg/dl und höher Hypoglykämiesymptome aufweisen. Andererseits
können Hypoglykämiewarnsymptome bei nicht ausreichend effektiver
Gegenregulation fehlen.
Wir unterscheiden Hypoglykämiewarnsymptome, die bei intakter Ge-
genregulation früh auftreten und durch vermehrte Katecholaminaus-
schüttung bedingt sind von sog. neuroglukopenischen Symptomen, die
durch den akuten Glukosemangel des Gehirns hervorgerufen werden.
* **Hypoglykämiewarnsymptome** können sein:
  – Zittern
  – feucht-kalter Schweißausbruch
  – Heißhunger, „komisches Gefühl" im Magen
  – Herzklopfen, Herzrasen
  – Blässe oder Rötung der Gesichtshaut (vasomotorisch)
* **Neuroglukopenische Symptome** sind vielgestaltig:
  – Kopfschmerzen
  – Müdigkeit
  – Sehstörungen
  – Wesensveränderung
  – Affektinkontinenz
  – Verwirrtheit
  – Krämpfe (u. U. epileptiform)
  – Bewußtlosigkeit
* Wichtig sind Hinweise auf **nächtliche Hypoglykämien:**
  – morgendliche Kopfschmerzen
  – Nachtschweiß
  – Angstträume
  – unruhiger Schlaf
  – unerklärbar hoher Nüchternblutzucker bei negativer Glukosurie

Bei jeder unklaren Bewußtlosigkeit des Diabetikers (aber auch eines Nichtdiabetikers) muß eine Hypoglykämie ausgeschlossen werden! Nicht selten werden Patienten in der Hypoglykämie unter Diagnosen wie „akute Psychose" oder ähnlichem in der Psychiatrie eingeliefert. Spätestens dann (möglichst aber bereits vorher!) sollte in die differentialdiagnostischen Überlegungen auch die Möglichkeit einer Hypoglykämie einbezogen werden.

Ursachen

Einer Hypoglykämie liegt ein Mißverhältnis zwischen Insulinangebot und Insulinbedarf zugrunde. Dieses kann hervorgerufen sein durch:

- Zu hohe Insulindosis
- Unpassendes Insulinwirkprofil
- Zu hohe Sulfonylharnstoffdosis
- Zu geringe Nahrungszufuhr
- Nahrungszufuhr zur falschen Zeit
- Verstärkte Muskelarbeit ohne Therapieanpassung
- Interaktionen mit anderen Medikamenten
- Schwere Leber- und Nierenfunktionsstörungen
- Alkohol (Hemmung der Glukoneogenese)

Seltene, diabetesunabhängig auftretende **endogen induzierte Spontanhypoglykämien** können auftreten bei:

- Insulinproduzierenden Tumoren
- Hypophysenvorderlappeninsuffizienz
- Nebennierenrindeninsuffizienz

Sog. **reaktive Hypoglykämien** treten insbesondere bei jüngeren Frauen manchmal nach Zufuhr größerer Mengen „freien Zuckers" in der Ernährung auf.

Therapie

Die Therapie der Hypoglykämie richtet sich nach der Bewußtseinslage des Patienten.

Bei **ansprechbaren Patienten:**

- Orale Glukosezufuhr (Fruchtsaft, Obst, Traubenzucker, Coca-Cola; 1–2–3 BE)

Bei **bewußtlosen Patienten:**

- Intravenöse Glukosetherapie (20- bis 40 %ige Lösung), Ziel: Blutzucker >200 mg/dl

- Intramuskuläre oder subkutane Glukagontherapie (1 mg), Gabe evtl. auch durch geschulte Angehörige.

Erwacht der Patient trotz Blutzuckeranstieg nicht, liegt evtl. ein Hirnödem vor und muß behandelt werden (Furosemid, Dexamethason). Die unter Insulintherapie auftretende Hypoglykämie kann in aller Regel ambulant behandelt werden. Die sulfonylharnstoffinduzierte Hypoglykämie verläuft oft protrahiert und „wellenförmig" über Stunden und sollte nach Möglichkeit stationär überwacht und behandelt werden.

Prognose

Gelegentlich leichte, kurzdauernde Hypoglykämien sind außer bei Kleinkindern und sehr alten Patienten prognostisch unbedenklich und bei scharfer, möglichst normoglykämischer Blutzuckereinstellung manchmal nicht zu vermeiden.

Wiederholte schwere, langdauernde Hypoglykämien können zu Wesensveränderungen führen und bei entsprechender Vorschädigung letal enden. Bei zerebralsklerotischen Patienten sollten Hypoglykämien in jedem Fall vermieden werden. Bei Patienten mit fortgeschrittener diabetischer Retinopathie kann es in der Hypoglykämie, bedingt durch Blutdruckanstieg, zu intraretinalen Einblutungen und Glaskörperblutungen kommen.

Bei Vorhandensein einer Neuropathie des autonomen Nervensystems kommt es gelegentlich zum völligen Fehlen von Hypoglykämiewarnsymptomen. Diese Patienten erleiden schwere Hypoglykämien mit Bewußtlosigkeit ohne jedes Vorzeichen, sie sind erheblich hypoglykämiegefährdet.

Sind die genannten Risiken vorhanden, sollte man – im Gegensatz zum sonst stets Angestrebten – eine zu scharfe Diabeteseinstellung vermeiden.

Prophylaxe

Bei rezidivierenden Hypoglykämien sollten folgende Fragen kritisch überprüft werden:

Treten die Hypoglykämien meist zu einer bestimmten Tages- oder Nachtzeit auf?

Wenn ja:
- Liegt es an der Insulin- oder Tablettendosis?
- An der Insulin-(Tabletten-)Verteilung?
- Am Wirkprofil des Insulins?
- An der Verteilung der Kohlenhydrate auf die einzelnen Mahlzeiten?

Treten Hypoglykämien unregelmäßig zu verschiedenen Tages- und Nachtzeiten auf?

Wenn ja:

- Liegt es an einer insgesamt zu hohen Insulin- oder Tablettendosis?
- An falscher Injektionstechnik?
- An Diätfehlern?
- An unregelmäßiger Lebensweise?
- An unregelmäßiger körperlicher Betätigung?

Nur durch regelmäßige Blutzuckerselbstkontrollen kann das Hypoglykämierisiko wirklich erfaßt werden.

Insulinallergie

Wir unterscheiden **allergische Reaktionen vom Sofort-** und vom **Spättyp**. Allergische Sofortreaktionen werden durch humorale Antikörper ausgelöst (gebildet von B-Lymphozyten). Lymphokine (aus T-Lymphozyten) führen zum Auftreten einer allergischen Spätreaktion nach 24–36 Stunden.

Seitdem die Insulintherapie zunehmend mit Humaninsulinen durchgeführt wird, sind sowohl Insulinallergien als auch Insulinresistenzen selten geworden.

Diagnose

Insulinallergien manifestieren sich vorwiegend an der Haut, können aber prinzipiell bis zum anaphylaktischen Schock führen. Unspezifische Auslöser (z. B. Desinfektionsmittel, falsche Injektionstechnik, Zusatzstoffe) müssen ausgeschlossen werden. In einem ausführlichen Hauttest (Spezialambulanz) kann geprüft werden, gegen welche Tierspezies oder welche Zusatzstoffe welche Art der Allergie besteht.

Therapie

Nach Einführung der Humaninsuline wird man, falls der Patient noch auf „tierisches" Insulin eingestellt ist, heute stets zunächst eine **Umstellung auf Humaninsulin** vornehmen.

Insbesondere nach vorausgegangener Therapie mit tierischem Insulin, manchmal aber auch nach Ersttherapie mit Humaninsulin, treten allergische Reaktionen auch nach Gabe von Humaninsulin auf. Allerdings sind solche Reaktionen selten. Dann bleibt als weitere therapeutische Möglichkeit die **Desensibilisierung**.

Bei Patienten mit noch vorhandener endogener Insulinsekretion kann vorübergehend ein **Therapieversuch mit Sulfonylharnstoffen** durchgeführt werden.

In manchen Fällen bei wenig ausgeprägten lokalen Reaktionen ist das Problem durch **tiefere Injektionen des Insulins** zu lösen.

Insulinresistenz

Eine **Insulinresistenz** liegt vor, wenn der Insulinbedarf pro Tag mindestens 200 IE beträgt und dies an mindestens 2 aufeinanderfolgenden Tagen nachgewiesen werden kann.

Von diesem (eher seltenen) Bild ist der **erhöhte Insulinbedarf** (um 100 IE/Tag) abzugrenzen, der andere Ursachen hat und anders behandelt werden sollte.

Eine Insulinresistenz entwickelt sich schleichend. Sie kann unbehandelt zu einer irreversiblen Stoffwechseldekompensation führen.

Diagnose

Die Diagnostik der Insulinresistenz wird in der Spezialambulanz durchgeführt (Insulintoleranztest, Insulinbestimmung, insulinneutralisierende Antikörper).

Therapie

Die Therapie sollte stationär erfolgen.

Ist noch endogene Insulinsekretion vorhanden, kann ein **Therapieversuch mit Sulfonhylharnstoffen** erfolgreich sein.

Bei fehlender Restsekretion zunächst **Umstellung auf Humaninsulin.**

Bei ungenügender Wirksamkeit Versuch einer **hochdosierten morgendlichen Normalinsulingabe.**

Der letzten Empfehlung liegt eine relativ mechanistische Vorstellung zugrunde: Durch das Normalinsulin werden die insulinbindenden Antikörper gebunden. Die nachfolgende vormittägliche Insulininjektion führt dann zu einer wirksamen Blutzuckersenkung.

Bleibt auch dies wirkungslos, empfiehlt sich der Versuch einer **Therapie mit Glukokortikoiden** (z. B. beginnend mit 50 mg Prednison/Tag).

Wichtig: Intermittierend notwendige Insulintherapie (z. B. bei Operationen, schweren Infekten) beim sonst noch nicht insulinbedürftigen Diabetiker kann – wenn mit tierischen Insulinen durchgeführt – einen sog. „Booster-Effekt" auslösen. Wird Jahre später eine Dauerinsulinbehandlung nötig, kann es dadurch zum Auftreten einer Insulinresistenz kommen. Eine intermittierende Insulintherapie sollte deswegen grundsätzlich nur mit Humaninsulin durchgeführt werden.

Wie oben erwähnt, ist ein „erhöhter Insulinbedarf" (um 100 IE/Tag) viel häufiger anzutreffen. Hierbei handelt es sich meist um deutlich übergewichtige Patienten, bei denen wir schrittweise die tägliche Insulindosis steigern, ohne einen nennenswerten Effekt auf die Stoffwechsellage zu erzielen. Diese „relative Insulinresistenz" ist also letztlich durch unsere Therapie induziert.

Folgendes Vorgehen erweist sich in den meisten Fällen als erfolgreich:

- Schrittweise Reduktion der Insulindosis
- Konsequente Reduktion des Übergewichts
- Evtl. Kombination mit Sulfonylharnstoff oder Metformin oder Acarbose

Meist kommt es dann nach einiger Zeit (Tage bis Wochen) zu einem deutlichen Rückgang des Insulinbedarfs mit gleichzeitiger Besserung der diabetischen Stoffwechsellage. Nimmt der Patient in der Folgezeit allerdings wieder an Gewicht zu, kann sich die Problematik wiederholen.

Folgeschäden des Diabetes mellitus

Die Folgeschäden des Diabetes mellitus beginnen früh. Der ältere Begriff des diabetischen „Spätschadens" oder der „Spätkomplikationen" ist deswegen revisionsbedürftig. Diese Begriffsklärung ist wichtig, denn sie hat diagnostische und therapeutische Konsequenzen.

Wenn Folgeschäden früh beginnen, müssen folgende Ziele gesetzt werden:

- **Regelmäßige Überprüfung** zur frühzeitigen Erkennung beginnender Folgeschäden, denn davon hängt ganz wesentlich die Chance einer therapeutischen Beeinflußbarkeit ab.
- **Führung des Stoffwechsels** in Zusammenarbeit mit dem geschulten Patienten und stets so gut wie möglich, um dadurch Einfluß auf Entstehung und Verlauf der diabetischen Folgeschäden zu nehmen.

Die **Prophylaxe** durch möglichst frühzeitige **Stoffwechseloptimierung** ist besser als die beste Therapie der diabetischen Folgeschäden.

Makroangiopathie

Gefäßkrankheiten sind beim Diabetiker häufig und beginnen früher als beim Nichtdiabetiker. Sie sind entscheidend für die höhere Morbidität und Mortalität.

Pathologische Anatomie

Die Atherosklerose des Diabetikers unterscheidet sich pathologisch-anatomisch wohl nicht von der des Nichtdiabetikers, ist aber unterschiedlich in Ausbreitung und Lokalisation. Sie breitet sich beim Diabetiker überwiegend diffus und in den peripheren Gefäßabschnitten aus. Im Gegensatz zum Nichtdiabetiker sind diabetische Frauen genauso häufig betroffen wie diabetische Männer.

Die Sonderform der Mediasklerose bei Diabetikern ist nicht mit der Atherosklerose vergesellschaftet und führt normalerweise nicht zu klinisch manifesten Durchblutungsstörungen in der Peripherie.

Pathogenese

Als Ursachen für die Entstehung der vorzeitigen Atherosklerose beim Diabetiker werden diskutiert:
- Arterielle Hypertonie
- Fettstoffwechselstörungen
- Hyperglykämie
- Veränderte Blutkoagulabilität
- Hyperinsulinämie

Klinik

Die **koronare Herzkrankheit** ist die quoad vitam bedrohlichste Manifestationsform. Männer sind gleich häufig betroffen wie Frauen. Infarkte treten gehäuft auch bei jüngeren Diabetikern auf. Die Mortalität liegt höher als bei Patienten ohne Diabetes mellitus. Herzinfarkte verlaufen nicht selten schmerzfrei oder schmerzarm (sog. stummer Infarkt). Auch atypische Schmerzlokalisation (Oberbauchbeschwerden) ist häufig. Bei rasch auftretender Herzinsuffizienz sollte stets an die Möglichkeit eines atypischen Infarkts gedacht werden.

Zerebrovaskuläre Schäden spielen beim älteren Diabetiker eine wesentliche Rolle. Die Morbidität ist im Vergleich zum Nichtdiabetiker erhöht und korreliert eng zur arteriellen Hypertonie.

Die **arterielle Verschlußkrankheit** der Extremitäten manifestiert sich beim Diabetiker ganz überwiegend in der Peripherie der unteren Extremität (sog. Unterschenkeltyp). Die Ausbildung einer Gangrän ist dementsprechend viel häufiger als beim Nichtdiabetiker. Ist die periphere Verschlußkrankheit mit einer diabetischen Neuropathie und einer Mikroangiopathie vergesellschaftet, kommt es zum Syndrom des diabetischen Fußes (s. S. 34). Eine Claudicatio wird bei gleichzeitig vorhandener Neuropathie häufig nicht wahrgenommen.

Aus dem Gesagten ergibt sich folgendes Untersuchungsprogramm, welches einmal jährlich im Hinblick auf diabetische Folgeschäden bei jedem Diabetiker durchgeführt werden sollte:
- Augenärztliche Untersuchung
- Orientierend klinisch-neurologische Untersuchung
- Überprüfung der Nierenfunktion
- Erfassung und Behandlung oder Beseitigung von Risikofaktoren (Hypertonie, Rauchen, Fettstoffwechselstörung, Adipositas)
- EKG
- Gefäßstatus (Inspektion, Palpation, Auskultation, Doppler-Sonographie)

Prophylaxe und Therapie

Der prophylaktische und therapeutische Ansatz liegt in erster Linie bei der Behandlung vorhandener Risikofaktoren:

- Möglichst gute Diabeteseinstellung
- Konsequente Hochdruckbehandlung
- Normalisierung des Körpergewichts und des Fettstoffwechsels
- Nach Möglichkeit Vermeiden einer Hyperinsulinämie (aber nicht auf Kosten einer schlechteren Stoffwechsellage)

Die Behandlung der klinischen Folgen einer Makroangiopathie unterscheidet sich nicht von der beim Nichtdiabetiker. Operative Revisionen (Bypass) sind wegen der diffusen Ausbreitung der Makroangiopathie beim Diabetiker oft schwerer oder gar nicht durchführbar (s. a. Abschn. „Der diabetische Fuß", S. 34).

Mikroangiopathie

Die Mikroangiopathie ist die charakteristische Komplikation des Diabetes mellitus. Sie betrifft prinzipiell alle Organe, hat aber besonders deletäre Auswirkungen an Augen, Nieren und Nervensystem.

Pathogenese

Die Pathogenese ist bisher nicht eindeutig geklärt. Bei vorhandener, aber bisher nicht definierbarer genetischer Prädisposition kommt es, abhängig von der diabetischen Stoffwechsellage, zunächst zu frühen funktionellen reversiblen Veränderungen, meist (außer bei der Neuropathie) ohne klinisch manifeste Symptome. Diese frühen funktionellen Veränderungen gehen fließend in ein immer mehr morphologisch geprägtes schlechter oder gar nicht mehr reversibles Stadium über. In Kenntnis dieses Verlaufs ist es wichtig, möglichst frühzeitig Einfluß auf die reversiblen metabolischen Veränderungen zu nehmen. Selbst bei optimaler Stoffwechselführung können wir aber unseren Patienten das Nichtauftreten einer diabetischen Mikroangiopathie nicht garantieren. Es gibt offensichtlich Diabetiker, bei denen trotz hervorragender Stoffwechselführung Folgeschäden auftreten, und andere, die selbst nach langjähriger Diabetesdauer und teilweise völlig unzureichender Stoffwechselführung keinerlei diabetische Folgeschäden aufweisen. Es scheint also außer den Stoffwechseleinflüssen andere, uns aber nicht bekannte und deswegen nicht beeinflußbare prädisponierende (genetische?) Marker zu geben.

Folgende **pathobiochemische Mechanismen** werden heute diskutiert:
- Veränderungen des intrazellulären Sorbitstoffwechsels
- Veränderter intrazellulärer Myoinositgehalt
- Herabgesetzte Natrium-Kalium-ATPase-Aktivität
- Verstärkte Glykosilierung von Proteinstrukturen der Zelle (z. B. Basalmembranen)
- Veränderte Fließeigenschaften des Blutes
- Sauerstoffunterversorgung der Zellen
- Störungen des Lipidstoffwechsels
- Hormonelle Störungen (z. B. Wachstumshormon)

Die charakteristischen Folgeschäden an Nieren, Augen und Nerven sollen im Folgenden dargestellt werden.

Diabetische Nephropathie

Dieser Begriff wird in der Literatur sehr unterschiedlich angewandt. Er hat seine Berechtigung, wenn man darunter die Manifestation der Mikroangiopathie an den Nieren, die **Glomerulosklerose,** versteht. Er ist überfordert, wenn man (wie oft üblich) alle „diabetesbegleitenden" Nierenerkrankungen damit belegt. In diesem Fall sollte man besser von Nierenerkrankungen bei Diabetes mellitus sprechen.

Die Entstehung der Glomerulosklerose ist von folgenden Faktoren abhängig:
- Lebensalter
- Diabetesdauer
- Stoffwechselgüte
- Exakte Hypertonieeinstellung

Sie ist eng korreliert mit dem Auftreten einer diabetischen Retinopathie. Morphologisch unterscheidet man eine diffuse von einer diffus-nodulären und überwiegend nodulären Form.

Klinik

Der klinische Verlauf ist wie folgt charakterisiert:
- Bei Diabetesdiagnosestellung **Mikroalbuminurie** (reversibel), **gesteigerte glomeruläre Filtrationsrate** (reversibel), meist normaler Blutdruck
- In den folgenden Jahren Mikroalbuminurie häufig zurückgebildet, glomeruläre Filtrationsrate häufig normal, meist normaler Blutdruck

- **Beginnende Nephropathie:** Mikroalbuminurie, glomeruläre Filtrationsrate gesteigert, normal oder bereits eingeschränkt, noch keine Proteinurie, Blutdruck häufig bereits leicht erhöht
- **Manifeste Nephropathie:** Mikroalbuminurie, Proteinurie, eingeschränkte glomeruläre Filtrationsrate, deutlich erhöhter Blutdruck
- **Terminale Niereninsuffizienz**

Therapie

Es ist keine Frage, daß in diesen Prozeß so früh wie möglich eingegriffen werden muß. Neben der möglichst guten Stoffwechseleinstellung hat sich in den letzten Jahren zunehmend gezeigt, daß eine konsequent niedrig-normotone Blutdruckeinstellung erheblichen Einfluß auf den Verlauf der Nephropathie hat. Zumindest für den jüngeren Typ 1 Diabetiker gilt, daß selbst eigentlich noch normotone Blutdruckwerte (z. B. 140/90 mmHg) konsequent auf niedrig-normale Werte abgesenkt werden sollten. Die Hypertoniebehandlung richtet sich nach den Behandlungsempfehlungen für nichtdiabetische Hypertoniker.

Die Gefahr einer Betablockertherapie wird oft überschätzt. Weder die Interaktionen mit Sulfonylharnstoffen noch die beschriebene „Maskierung" von Hypoglykämiewarnsymptomen sind von großer klinischer Relevanz.

Auch die Behandlung der Spätstadien bis hin zur terminalen Niereninsuffizienz unterscheidet sich nicht von der anderer niereninsuffizienter Patienten.

Der Diabetes mellitus stellt heute keine Kontraindikation mehr zur Nierentransplantation dar. Im Gegenteil, der Effekt einer erfolgreichen Nierentransplantation auf andere, bereits vorhandene Folgeschäden (Retinopathien), Neuropathien) ist als ausgesprochen günstig anzusehen.

Harnwegsinfekte müssen bei Diabetikern konsequent nach Antibiogramm behandelt werden, auch wenn sie asymptomatisch sind.

Vom Zeitpunkt der Diabetesdiagnosestellung an sollten folgende Untersuchungen zur Kontrolle der Nierenfunktion einmal jährlich erfolgen:

- Mikroalbuminbestimmung im Urin
- Proteinurie, Bakteriurie
- Urinsediment
- Kreatinin-Clearance
- Serumkreatinin, Harnstoff
- Sonographie der Nieren bei pathologischen Funktionsparametern

Diabetische Retinopathie und Makulopathie

Die **diabetische Retinopathie** ist eine der häufigsten Erblindungsursachen. Ihr Auftreten ist abhängig von der Diabetesdauer und wird begünstigt durch ungenügende Stoffwechselführung und eine begleitende Hypertonie. Die prognostische Verlaufsabschätzung ist schwierig, da der Spontanverlauf sehr unterschiedlich ist. Wie bei den anderen diabetischen Folgeschäden wird heute eine zusätzliche genetische Determination diskutiert.

Wir unterscheiden zwei Formen der diabetischen Retinopathie:
- Nichtproliferative Form
- Proliferative Form

Eine weitere Stadieneinteilung erfolgt je nach Anzahl und Ausdehnung der vorhandenen Veränderungen.

Die frühsten **Veränderungen bei der nichtproliferativen Form** sind funktionell-metabolischer Art und morphologisch nicht faßbar. Frühe, in der Fluoreszenzangiographie faßbare Veränderungen sind:
- Kapillardilatation
- Verstärkte Kapillarpermeabilität
- Kleine gefäßfreie Bezirke (sog. „Inseln")

Funduskopisch dann bereits sichtbar kommt es in der Folge zum Auftreten von:
- Mikroaneurysmen
- Intraretinalen Blutungen
- Intraretinalen Exsudaten
- Venenveränderungen
- Rubeosis retinae

Besonders visusbeeinträchtigend sind diese Veränderungen, wenn sie im Bereich der Makula ablaufen (sog. Makulopathie). **Makulopathien** treten häufig bei Typ 2 Diabetikern auf.

Alle beschriebenen Veränderungen der nichtproliferativen Retinopathie werden auch als **intraretinale** mikrovaskuläre Anomalien bezeichnet.

Als **proliferative Retinopathie** bezeichnet man die Einbeziehung **präretinaler** Bezirke in das pathologische Geschehen. Proliferative Gefäße verlassen das Netzhautniveau und wachsen in die vorderen Augenabschnitte (z. B. Glaskörper) ein.

Es kommt zu:
- Wundernetzbildungen
- Vitreoretinalen Adhäsionen
- Glaskörperabhebungen

- Netzhautablösung
- Sekundärglaukom

Therapie

Die Therapie gehört in die Hand des erfahrenen Ophthalmologen. Bewährt haben sich **Licht-** und **Laserkoagulation** sowie bei fortgeschrittener proliferativer Retinopathie die **Vitrektomie.**
In ihrer Wirksamkeit umstritten sind sog. „gefäßabdichtende" Medikamente. Auch für Kalziumdobesilat ist bisher kein eindeutiger Wirkungsnachweis erbracht.

Prophylaxe

Prophylaktisch wichtig ist auch hier die möglichst kontinuierliche optimierte Stoffwechselführung. Bei bereits bestehender diabetischer Retinopathie mit Mikroaneurysmen und Einblutungen ist allerdings vor zu „scharfer" Blutzuckereinstellung zu warnen. Jede Hypoglykämie birgt die Gefahr neuer intraretinaler oder Glaskörpereinblutungen.

Diabetische Katarakt

Die **diabetische Katarakt** ist eine Komplikation des Kindes- und Jugendalters und insgesamt selten. Jenseits des 40. Lebensjahrs kann ätiopathogenetisch zwischen diabetischer Katarakt und seniler Katarakt nicht mehr unterschieden werden. Ursache für die diabetische Katarakt sind wahrscheinlich hyperglykämiebedingte Störungen des Polyolstoffwechsels der Linse. Die mikrochirurgische Kataraktextraktion mit Linsenimplantation ist heute die Therapie der Wahl.
Transitorische Refraktionsanomalien kommen bei starken raschen Blutzuckerschwankungen vor (z. B. auch nach Einleitung einer Insulintherapie bei vorher dekompensierter diabetischer Stoffwechsellage). Sie sind durch Änderungen des Quellungszustandes der Linse bedingt und harmlos. Allerdings kann die Normalisierung Wochen in Anspruch nehmen. Die Visusverschlechterung ist für den Patienten belastend und beunruhigend, er sollte über den transitorischen Charakter aufgeklärt werden. Eine Brillenkorrektur sollte erst nach Stabilisierung der Stoffwechsellage erfolgen.

Diabetische Polyneuropathien

Pathobiochemie und Pathomorphologie

Unter dem Begriff „diabetische Polyneuropathien" fassen wir ein buntes Bild diabetischer Nervenschädigungen zusammen. Prinzipiell kann jedes Bauelement des Nervensystems betroffen sein. Als pathobiochemische Mechanismen werden auch bei der Neuropathie Störungen im Sorbit- und Myoinositgehalt der Nervenzelle, vermehrte Glykosilierung von Nervenzellproteinen und, zumindest bei langem Verlauf, eine Mikroangiopathie der Vasa nervorum diskutiert. Pathomorphologisch finden sich axonnahe Schädigungen, Demyelinisierungen, veränderte Schwann-Zellen und im Bereich der sympathischen Ganglien Degenerationen präsynaptischer Neurone, Ganglienzellverlust und lymphoplasmazelluläre Infiltrate. Eine exakte Zuordnung der morphologischen Schädigung zur Dauer oder dem klinischen Schweregrad der diabetischen Neuropathie besteht nicht.

Klinik

Klinisch lassen sich folgende Krankheitsbilder abgrenzen:
- Distal symmetrische, überwiegend sensible Polyneuropathie
- Neuropathie des autonomen Nervensystems
- Amyotrophe proximale Neuropathie
- Neuropathie der Hirnnerven

Distal symmetrische, überwiegend sensible Polyneuropathie
Diese Form der Polyneuropathie ist die häufigste, sie kommt in jedem Alter und nur bedingt abhängig von der Diabetesdauer vor. Wir finden distal symmetrische Polyneuropathien bereits nach kurzer Diabetesdauer oder sogar schon zum Zeitpunkt der Diabetesdiagnosestellung. Die subjektiven Beschwerden beginnen symmetrisch, meist an den Füßen und sockenförmig an den Unterschenkeln. Initialsymptome sind:
- Parästhesien, Dysästhesien
- „Kribbeln", „Ameisenlaufen", „Pelzgefühl"
- Neuropathische Schmerzen

Der **neuropathische Schmerz** ist ein Ruheschmerz und somit von der **Claudicatio intermittens** zu unterscheiden. Er tritt verstärkt abends und nachts auf. Die Patienten geben typische Schilderungen wie:
- „Sobald ich im Bett liege, geht es los mit Schmerzen und Brennen." („burning feet")

- „Wenn ich aufstehe und herumgehe, wird es besser."
- „Ich kann die Beine unter der Bettdecke nicht stillhalten." („restless legs")
- „Die Bettdecke auf den Beinen ist mir unerträglich."

Die **Diagnose** wird gesichert durch:

- Exakte Anamneseerhebung
- Klinisch-neurologische Untersuchung
- Bestimmung der sensiblen und motorischen Nervenleitgeschwindigkeiten

Die neurophysiologischen Meßwerte korrelieren allerdings nur bedingt zur klinischen Symptomatik. Oft finden wir noch normale Nervenleitgeschwindigkeiten bei bereits ausgeprägten klinischen Symptomen. Das liegt daran, daß die Fasern, die bei der diabetischen Polyneuropathie am frühesten betroffen sind, mit der Messung der Nervenleitgeschwindigkeiten nur ungenügend erfaßt werden. Deshalb haben sich in den letzten Jahren zunehmend semiquantitative Meßverfahren wie Messung des Vibrationsempfindens oder Messung der Temperaturdiskriminationsfähigkeit durchgesetzt.

Differentialdiagnostisch müssen Polyneuropathien anderer Ätiologie abgegrenzt werden. Weitaus am häufigsten spielt hier die alkoholische Polyneuropathie hinein, die allerdings kaum klinisch-neurologisch, sondern nur durch exakte Anamnese abzugrenzen ist. Mischformen aus diabetischer und alkoholischer Polyneuropathie sind häufig. Die Nervenbiopsie gehört nicht zur Standarddiagnostik der peripheren diabetischen Polyneuropathie.

Die **Therapie** setzt auf drei Ebenen an:

- Optimierung der diabetischen Stoffwechsellage
- Medikamentöse Beeinflussung des Nervenzellstoffwechsels
- Symptomatische Therapie

Die Optimierung der diabetischen Stoffwechsellage ist eine Conditio sine qua non. Die Erfolge einer nahenormoglykämischen Diabeteseinstellung sind in zahlreichen Studien überzeugend belegt. Medikamentös stehen uns prinzipiell folgende Substanzen zur Verfügung:

- α-Liponsäure (Thioctsäure)
- Benfotiamin (sog. „fettlösliches Vit. B_1")
- Uridin-Cytidin-Hydroxocobolamin

α-**Liponsäure** wirkt in erster Linie als Coenzym im Multienzymkomplex der Atmungskette der Mitochondrien und hat damit unmittelbar Einfluß auf den Energiestoffwechsel der Nervenzelle. Primär orale Liponsäuretherapie ist wahrscheinlich in den meisten Fällen nicht ausreichend. Das therapeutische Vorgehen sollte wie folgt sein:

- 10–14–28 Tage lang 600 mg α-Liponsäure/Tag als Kurzinfusion (NaCl 0,9 %)

Die subjektive Beschwerdebesserung tritt in dieser Zeit bei ca. 60 % der Patienten ein. Der Erfolg hängt von der vorausgegangenen Dauer der neuropathischen Beschwerden ab. Wenn eine Besserung eingetreten ist:

- Fortführung der Therapie mit 600 mg α-Liponsäure/Tag oral über 3–6 Monate, anschließend Auslaßversuch

Oral verabreichtes **Benfotiamin** hat in einigen Studien eine ähnlich gute Besserung subjektiver Beschwerden gezeigt wie α-Liponsäure. Therapeutisches Vorgehen:

- Initial 3×100 mg Benfotiamin/Tag über 3–6 Wochen
- Danach 100 mg Benfotiamin/Tag über 3–6 Monate, anschließend Auslaßversuch

Der Wirkungsmechanismus von **Uridin-Cytidin-Hydroxocobolamin** ist bisher nicht bekannt, der Effekt durch klinische Untersuchungen nicht ausreichend belegt. Es kann prinzipiell oral oder intramuskulär gegeben werden.

Die Beeinflussung der neuropathischen Schmerzen ist oft schwierig, symptomatisch empfiehlt sich die Gabe folgender Substanzen:

- Zentral wirkende Schmerzmittel
- Evtl. in Kombination mit trizyklischen Antidepressiva

Das therapeutische Ansprechen ist individuell sehr unterschiedlich, Polypragmasie manchmal unumgänglich. Physikalische Therapie und psychologisch-soziale Führung sind sinnvolle unterstützende Maßnahmen.

Autonome diabetische Neuropathien

Dieses Krankheitsbild manifestiert sich in folgenden Bereichen:

- Herz- und Gefäßsystem
- Magen-Darm-Trakt
- Urogenitaltrakt
- Vegetative Anteile des peripheren Nervensystems (s. Abschn. „Der diabetische Fuß", S. 34)

Im Rahmen einer autonomen diabetischen Neuropathie kann es zu verminderter oder sogar fehlender Gegenregulation in der Hypoglykämie kommen. Hypoglykämiewarnsymptome können verändert sein oder fehlen. Dies bedingt eine erhebliche Gefährdung des Diabetikers.

Autonome Neuropathien des Herz- und Gefäßsystems: Sie äußern sich im Auftreten einer ausgeprägten orthostatischen Hypotonie, bedingt durch einen Ausfall der reflektorischen Sympathikuserregung. Systolische Blutdruckabfälle im Stehen bis zu 50 mmHg und mehr sind nicht selten. Bei Schädigung der Parasympathikusfunktion besteht eine Ruhetachykardie. Herzfrequenzschwankungen in Ruhe oder unter Provokation sind eingeschränkt oder vollständig aufgehoben. Die Diagnose wird mit Hilfe sog. **kardiovaskulärer Reflextests** gesichert. Die therapeutische Beeinflußbarkeit ist schlecht. Langfristig scheint die **Stoffwechseloptimierung** einen Einfluß zu haben. Die orthostatischen Symptome sind manchmal durch Gabe von **Fludrocortison** zu bessern. **Stützstrümpfe** können ebenfalls hilfreich sein. Die Prognose bei klinisch manifester autonomer Neuropathie des kardiovaskulären Systems ist schlecht. Die Mortalität ist hoch. Sie ist als eine mögliche Ursache des plötzlichen Herztodes beim Diabetiker anzusehen.

Autonome Neuropathie des Magen-Darm-Trakts: Es können alle Abschnitte des Gastrointestinaltraktes betroffen sein. Die **Ösophagusdystonie** verursacht subjektiv selten Symptome. Die **Gastroparese** führt zu Oberbauchschmerzen, Völlegefühl und morgendlichem Brechreiz, außerdem bei nicht vorhersehbarer Magenentleerung zu schwankender, unberechenbarer Kohlenhydratresorption und damit zu einer Labilisierung der diabetischen Stoffwechsellage. Therapeutisch werden mit eher mäßigem Erfolg **Gastroprokinetika** eingesetzt.

Gravierend und Leitsymptom bei autonomer **Neuropathie des Darmes** sind phasenweise heftige Durchfälle, wechselnd mit Phasen von Obstipation. Die Durchfälle treten häufig nachts auf. Die diagnostische Objektivierung ist schwierig, oft ist eine Ausschlußdiagnostik erforderlich. Therapeutisch können bei diesen Durchfallphasen **Tetrazykline** hilfreich sein.

Autonome Neuropathie des Urogenitaltrakts: Blasenentleerungsstörungen führen zu Restharnbildung mit der Gefahr aufsteigender bakterieller Infektionen. Diagnostisch hat sich die **sonographische Restharnbestimmung** bewährt. Therapeutisch sollte ein konsequentes **Miktionstraining** durchgeführt werden. Jeder, auch der asymptomatische Harnwegsinfekt muß entsprechend Antibiogramm behandelt werden. **Bethanechol** (3–4 × 10–20 mg/Tag) oder **Phenoxybenzamin** (10–20 mg/Tag) sind manchmal hilfreich.

Hauptproblem der Manifestation im Bereich des Genitaltraktes ist die **Impotenz des Mannes**. Zunächst besteht eine erektile Impotenz bei noch erhaltener Libido. Retrograde Ejakulation kann vorkommen. Die Abgrenzung zur psychisch bedingten Potenzstörung muß unbedingt erfolgen, weil die therapeutischen Konsequenzen unterschiedlich sind.

Der Nachweis einer Potenzstörung im Rahmen einer autonomen diabetischen Neuropathie ist aufwendig, die Therapie oft unbefriedigend. **Operative Eingriffe** (z. B. Penisprothesen) sind nur in Einzelfällen und nach äußerst sorgfältiger Abwägung indiziert. Mit der **lokalen Injektion gefäßerweiternder Substanzen** in das Corpus cavernosum penis werden in letzter Zeit recht gute Ergebnisse beschrieben. Die Injektion wird durch den Patienten selbst präkoital durchgeführt. Die Gabe von Testosteron, Vitamin E o. ä. ist nicht indiziert.

Der diabetische Fuß

Pathogenese

Meist kommen bei der Entstehung des diabetischen Fußes mehrere Faktoren zusammen:
- Periphere Durchblutungsstörungen im Rahmen einer Makroangiopathie
- Mikrozirkulationsstörungen im Rahmen einer Mikroangiopathie
- Trophische Hautstörungen im Rahmen einer autonomen Neuropathie
- Empfindungslosigkeit gegenüber Druckläsionen oder Verletzungen im Rahmen einer distal symmetrischen sensiblen Neuropathie

Steht die neuropathische Schädigung im Vordergrund, kann es zum Auftreten sog. **neuropathischer Ulzera** kommen („mal perforant"). Die gefäßbedingte Schädigung führt zur **Gangrän.** Mischbilder sind häufig.

Da sich die Behandlung neuropathischer Ulzera von der einer gefäßbedingten Gangrän unterscheidet, sind in Tabelle 3 bewußt systematisierend die wichtigsten diagnostischen Unterschiede zusammengefaßt.

Therapie

Die Therapie der diabetischen Gangrän erfolgt stets erst nach genauer Abklärung der lokalen Durchblutungssituation und sollte, wenn irgend möglich, **konservativ** sein:
- Ruhigstellung der betroffenen Extremität
- Vermeiden von Druckbelastung
- Optimierung der Stoffwechsellage (Insulinpumpe)
- Lokale Säuberung (Abtragen von Nekrosen, lauwarmes Bad mit milden Zusätzen)
- Granulationsförderung

Tab. 3 Diagnostische Unterschiede zwischen arterieller Verschlußkrankheit und diabetischer Neuropathie.

Arterielle Verschlußkrankheit	Diabetische Neuropathie
Gangrän	Neuropathisches Ulkus
Fußpulse nicht tastbar	Fußpulse gut tastbar
Zehen kalt	Zehen warm
Bewegungsschmerz im gangränösen Bereich	Neuropathisches Ulkus schmerzunempfindlich
Lokalisation im Bereich der Endstrombahn	Lokalisation im Bereich der am stärksten druckbelasteten Stellen

Konsequente konservative Therapie ist langwierig, aber erfolgversprechend.

Gefäßchirurgisches Vorgehen ist in den letzten Jahren zunehmend in den Vordergrund gerückt. Notwendige Amputationen sollten möglichst schonend und distal erfolgen. Die alte Chirurgenregel der hohen Amputation gilt in aller Regel nicht mehr. Gute Erfolge sind in letzter Zeit mit **Prostaglandinderivaten** beschrieben worden.

Prävention

Wichtigstes Ziel ist die Prävention des diabetischen Fußes. Diese setzt eine exakte Schulung des Diabetikers durch den betreuenden Arzt voraus.

Folgende Punkte sollte jeder Diabetiker kennen und beachten:

- Bequeme, nicht drückende Schuhe tragen
- Tägliches Waschen der Füße mit lauwarmem, nicht heißem Wasser
- Gut abtrocknen, auch zwischen den Zehen
- Tragen von saugfähigen Strümpfen
- Nägel in den Ecken nicht zu kurz schneiden
- Hornhaut nie mit scharfen Instrumenten entfernen
- Die größte Gefahr für den Fuß des Diabetikers ist der ungenügend ausgebildete Fußpfleger
- Wärmflaschen und elektrische Heizkissen gehören nicht an die Füße, lieber warme Wollsocken oder Vorwärmen des Bettes
- Barfußlaufen vermeiden (Verletzungsgefahr)

- Geschmeidighalten der Haut mit Salben
- Tägliche Inspektion der Füße (Handspiegel)
- Auch kleinste Verletzungen dem Arzt zeigen
- Regelmäßiges Gehtraining (Spaziergänge)

Diabetes mellitus und andere Erkrankungen

In diesem Kapitel sind Themenkomplexe aufgeführt, die im Zusammenhang mit Diabetes mellitus relevant werden können:
- Hautkrankheiten
- Infektionskrankheiten
- Andere Stoffwechselkrankheiten
- Gastroenterologische Erkrankungen
- Andere endokrine Erkrankungen

Diabetes und Hautkrankheiten

Ursächlich mit dem Diabetes verknüpfte Hautkrankheiten gibt es nicht, jedoch kommen einige Hauterkrankungen häufiger bei Diabetikern vor:

Unter **Pruritus sine materia** versteht man einen lokalen oder generalisierten Juckreiz ohne faßbare Dermatose. Er kommt auch bei vielen anderen Erkrankungen vor (z. B. Lebererkrankungen, Malignomen, Parasitosen sowie psychogen).

Candidiainfektion (insbesondere der Schleimhaut), Dermatomykosen, Erythrasma, Erysipel und Furunkel sind bei Diabetikern, insbesondere bei längerfristig schlechter Stoffwechsellage, gehäuft zu beobachten. Die Therapie erfolgt jeweils wie beim nichtdiabetischen Patienten. Auf gute Stoffwechselführung sollte in jedem Fall geachtet werden.

Gefäß- und stoffwechselbedingte Hautveränderungen:
- **Rubeosis diabeticorum**, eine kräftige Rötung der Wangen meist bei länger bestehender leichter Azidose des jüngeren, schlecht eingestellten Typ 1 Diabetikers.
- Bei der **Necrobiosis lipoidica** wird ein Zusammenhang mit der Mikroangiopathie diskutiert. Prädilektionsort sind die Unterschenkelvorderseiten. Beginnend mit rot-bräunlichen Papeln kommt es zu einer zentralen Hautatrophie, manchmal zu oberflächlichen, manchmal aber zu tiefen Ulzerationen. Sie heilen oft erst nach Monaten oder Jahren unter Zurücklassung depigmentierter atrophischer Narben.

Hautveränderungen infolge der Insulintherapie:

- **Lipoatrophie**, ein umschriebener Fettgewebsschwund im Bereich der Injektionsstellen
- **Lipohypertrophie**, eine umschriebene Fettgewebsvermehrung im Bereich der Injektionsstellen

Beide Veränderungen sind heute durch den Einsatz hochgereinigter Humaninsuline sehr selten geworden.

Diabetes und Infektionskrankheiten

Sowohl Typ 1 als auch Typ 2 Diabetiker haben eine leicht verminderte Infektabwehr. Veränderungen der Granulozytenfunktion sind wiederholt beschrieben worden. Ursächlich diskutiert werden die Hyperglykämie, die Ketoazidose, Dehydratation, Mikroangiopathie und Neuropathie. Konsequent gute Stoffwechselführung ist die wichtigste Maßnahme zur Vermeidung konsekutiver Infektionen. Die Therapie wird im übrigen wie bei Stoffwechselgesunden durchgeführt.

Diabetes und andere Stoffwechselkrankheiten

Diabetes mellitus, Hyperlipoproteinämie, Gicht und Adipositas stehen in enger Beziehung zueinander.

Bei den **Hyperlipoproteinämien** unterscheiden wir primäre und sekundäre Formen. Die primären Hyperlipoproteinämien sind genetisch determiniert, von einer sekundären Hyerlipoproteinämie spricht man, wenn eine andere auslösende Krankheit, z. B. Diabetes mellitus, vorliegt. Der Schweregrad der Fettstoffwechselstörung korreliert dabei eng zur Kohlenhydratstoffwechelstörung. Eine Verbesserung der Diabeteseinstellung führt zu einer Verbesserung oder Normalisierung des Fettstoffwechsels.

Auch beim Diabetiker kommen natürlich primäre Hyperlipoproteinämien vor. Weiter sind differentialdiagnostisch sekundäre Hyperlipoproteinämien und andere Genese (z. B. Hypothyreose, Alkohol) auszuschließen.

Die Hyperlipoproteinämien lassen sich nach Fredrickson in Typ I–V einteilen. Für die Praxis ist diese Typisierung jedoch ohne größere Bedeutung.

Praktisch wichtig ist die Bestimmung der Triglyzeride, des Cholesterins sowie des HDL-Cholesterins. Das LDL-Cholesterin kann aus diesen Werten berechnet werden. Ein hoher HDL-Cholesterinspiegel (>55 mg/dl) ist als prognostisch günstig einzustufen. Hyperlipoproteinämien stellen einen Risikofaktor bezüglich der **Atheroskleroseentstehung** dar. Sie müssen deswegen behandelt werden. Folgende Behandlungsprinzipien kommen beim Diabetiker zur Anwendung:

• Optimierung der diabetischen Stoffwechsellage
• Normalisierung des Körpergewichts
• Alkoholkarenz
• Ballaststoffreiche, cholesterinarme Diät
• Körperliche Aktivität
• Medikamentöse Senkung der Blutfette:
  Anzustreben sind folgende Werte:
  – Triglyzeride: < 150 mg/dl
  – Cholesterin: < 200 mg/dl
  – LDL-Cholesterin: < 150 mg/dl.
  In Jedem Fall behandlungsbedürftig sind:
  – Triglyzeride: > 200 mg/dl
  – Cholesterin: > 260 mg/dl
  – LDL-Cholesterin: > 190 mg/dl

Primäre Hyperurikämien sind ebenfalls genetisch determiniert. Sekundäre Hyperurikämien spielen beim Typ 2 Diabetes mit alimentärer Adipositas, Alkoholkonsum und Saluretikatherapie eine Rolle. Klinische Folgen der Hyperurikämie sind Urolithiasis und Gicht. Therapeutisch empfiehlt sich:

• Langsame Gewichtsreduktion (unter Allopurinolschutz)
• Reichliche Flüssigkeitszufuhr
• Medikamentös harnsäuresenkende Therapie

Diabetes und gastroenterologische Erkrankungen

Leber, Galle, Pankreas

Diabetesbedingte **Leberveränderungen** sind nicht bekannt. Signifikant häufiger als in nichtdiabetischen Kontrollgruppen finden sich jedoch Fettleber, Virushepatitiden und Leberzirrhosen.

Entwickelt sich ein Diabetes mellitus auf dem Boden einer Leberzirrhose, so ist der Diabetesverlauf mild und oft diätetisch führbar. Folgeschäden im Rahmen einer Mikroangiopathie sind selten. Auch im Rahmen einer idiopathischen oder sekundären Hämochromatose kann es zum Auftreten eines Diabetes mellitus kommen, meist allerdings erst dann, wenn als Folge der Hämochromatose bereits eine Leberzirrhose vorliegt.

Die akute eitrige **Cholezystitis** weist beim Diabetiker eine hohe Mortalitätsrate auf. Die Indikation zur Cholezystektomie sollte deswegen auch bei klinisch symptomloser Cholelithiasis eher großzügig gestellt werden. Die erhöhte Inzidenz von Diabetes mellitus und Gallensteinen wird in der neueren Literatur bestritten.

Pankreatitiden treten bei Diabetikern häufiger auf als bei Nichtdiabetikern. Umgekehrt kann eine chronisch rezidivierende Pankreatitis über die Jahre zum Auftreten eines Diabetes mellitus führen. Die früher beschriebene Häufigkeit von Pankreaskarzinomen bei Diabetikern ist so nicht zutreffend. Vielmehr ist eine gestörte Glukosetoleranz häufig erstes Symptom eines sonst noch symptomlosen Pankreaskarzinoms.

Magen-Darm-Trakt

Die diabetesbedingten Veränderungen im Bereich des Magen-Darm-Trakts wurden im Abschn. „Autonome Neuropathie des Magen-Darm-Trakts", S. 33, beschrieben.

Selten kann eine diabetische Radikulopathie zu schweren abdominellen Schmerzen führen. Die Schmerzen sind meist gut lokalisierbar und von Gewichtsverlust begleitet, was oft an ein tumoröses Geschehen denken läßt. Eine kausale Therapie ist nicht bekannt, eine symptomatische Schmerztherapie ist hilfreich. Spontan verschwinden diese Schmerzen häufig nach Wochen bis Monaten.

Diabetes und andere endokrine Erkrankungen

Hierunter sind sekundäre Diabetesformen zu verstehen, die als Folge vermehrter Bildung diabetogener Hormone auftreten.

Akromegalie

STH (somatotropes Hormon) wirkt anabol, lipolytisch und damit glu-koseoxidationshemmend, blutzuckersteigernd und führt sekundär zum Hyperinsulinismus. Das Auftreten eines Diabetes mellitus ist die Folge. Auch ein Einfluß des Wachstumshormons auf die Entstehung der diabetischen Mikroangiopathie wird diskutiert. Möglichst frühzei-tige Diagnose und operative Therapie der Akromegalie sind in jedem Fall anzustreben.

Hyperkortizismus (endogen, exogen)

Kortison stimuliert die Insulinsekretion. Über eine Erschöpfung der B-Zelle kommt es zum Auftreten eines Diabetes mellitus. Nach Be-handlung der Grundkrankheit oder Absetzen des Kortisons ist mit einer raschen Besserung oder sogar Normalisierung der diabetischen Stoffwechsellage zu rechnen.

Phäochromozytom

Katecholamine steigern die Glykogenolyse, hemmen die Insulinsekre-tion und die periphere Insulinwirkung. Das Auftreten eines Diabetes ist häufig. Operative Entfernung des Phäochromozytoms führt meist zu Besserung oder Normalisierung der diabetischen Stoffwechsellage.

Hyperthyreose

Der negative Effekt der Schilddrüsenhormone auf den Kohlenhydrat-stoffwechsel ist pathobiochemisch nicht ausreichend erklärt. Eine kon-sequente Therapie der Hyperthyreose bessert oder normalisiert den ge-störten Kohlenhydratstoffwechsel.

Therapie
des Typ 1 Diabetes mellitus

Therapieziele

Langfristiges Ziel der Behandlung des Typ 1 Diabetes ist in jedem Fall die Einflußnahme auf die diabetischen Folgeschäden. Dies ist möglich durch **Optimierung der Stoffwechsellage** unter Ausnutzung aller modernen Behandlungsmethoden und durch Mitarbeit des motivierten und geschulten Patienten. Natürlich wird der Verlauf der diabetischen Folgeschäden nicht nur durch die Stoffwechsellage, sondern vielleicht auch durch genetische Marker determiniert, jedoch beschränkt sich z. Zt. unsere Einflußnahme auf die Stoffwechelführung.

Die Kriterien einer guten Stoffwechselführung für den Typ 1 Diabetiker sind sehr scharf gefaßt:
- Nüchternblutzucker $\leq$ 140 mg/dl,
- Postprandialer Blutzucker $\leq$ 160 mg/dl
- HbA_{1c}: im Normbereich
- Aglukosurie, Aketonurie
- Normale Blutfette
- Selten (leichte) Hypoglykämien

Diese Kriterien sind sicher nicht bei allen Typ 1 Diabetikern erreichbar. Sie müssen aber stets Ziel der therapeutischen Bemühungen sein.

Die **Therapie des Typ 1 Diabetes** umfaßt:
- Schulung und Selbstkontrolle des Patienten
- Richtige Ernährung („Diät")
- Insulin:
  - konventionelle Insulintherapie
  - intensivierte Insulintherapie
  - Therapie mit tragbaren Insulindosiergeräten (Insulinpumpentherapie)

Blutzuckersenkende Tabletten sind beim Typ 1 Diabetes nicht indiziert (auch nicht in der Initialphase oder „versuchsweise").

Schulung und Selbstkontrolle

Auf einer gut durchgeführten Diabetikerschulung bauen heute alle weiteren therapeutischen Ansatzpunkte auf. Im allgemeinen wird die

Schulung in Form von Gruppenunterricht durchgeführt und durch Einzelgespräche mit dem Arzt ergänzt. Regelmäßige Wiederholungen sind erforderlich. Die Schulung sollte folgende Themen beinhalten:

* Was ist Diabetes?
* Ernährung bei Typ 1 Diabetes
* Insulintherapie
* Selbstkontrolle und Insulinanpassung
* Akutkomplikationen (Hypoglykämie, Coma diabeticum)
* Folgeschäden, diabetischer Fuß
* Verhalten in besonderen Situationen (Reisen, Zeitverschiebung, Infekte usw.)
* Psychosoziale Probleme (Beruf, Autofahren, Versicherungen usw.)

Schulungsmaterial wird heute von praktisch allen Pharmafirmen, die Insulin, orale Antidiabetika oder Diagnostika herstellen, angeboten. Das Austeilen von Wissensbroschüren ist aber sicher nicht ausreichend.

Ernährung bei Typ 1 Diabetes

Die Ernährung des nicht übergewichtigen Typ 1 Diabetikers unterscheidet sich im Prinzip nur unwesentlich von dem, was wir heute unter „gesunder Ernährung" verstehen. Eine gesunde Ernährung sollte nicht zu fettreich sein. Süßigkeiten und reiner Zucker sowie Nahrungsmittel, die reinen Zucker enthalten, sollten eingeschränkt werden. Die Kost sollte statt dessen ballaststoffreich und eiweißreich sein. Auch für den Typ 1 Diabetiker gilt:

* Schnell resorbierbare Kohlenhydrate vermeiden
* Kohlenhydratzufuhr möglichst gleichmäßig über den Tag verteilen
* Kalorienzufuhr so steuern, daß das Normalgewicht erhalten bzw. Übergewicht (falls vorhanden) langsam reduziert wird

Eine vernünftige Diabeteskost enthält:

* 45–55% Kohlenhydrate
* 15–20% Eiweiß
* 30–35% Fett

Die **Gesamtkalorienzahl pro Tag**, die nötig ist, um den Energiebedarf zu decken, kann annäherungsweise abgeschätzt werden:

* Ruhebedarf: 24 kcal/kg Sollgewicht
* Bedarf bei leichter bis mittelschwerer Arbeit: 30 kcal/kg Sollgewicht
* Bedarf bei schwerer körperlicher Arbeit: 40 kcal/kg Sollgewicht, ggf. auch mehr

Für die Praxis läßt sich so recht gut arbeiten, wobei natürlich individuelle Variationen nötig sind.

Das moderne Energiemaß ist das **Kilojoule**. Eine Kilokalorie entspricht ca. 4,1 kJoule. In Deutschland wird allerdings überwiegend noch mit kcal gerechnet.

Der **Energiegehalt** der Nahrungsbestandteile ist unterschiedlich:
- 1 g Eiweiß   = ca. 4 kcal
- 1 g Kohlenhydrate = ca. 4 kcal
- 1 g Fett   = ca. 9 kcal
- 1 g Alkohol   = ca. 7 kcal

Fett und Alkohol sind also erhebliche Energieträger.

Die **Höhe des Blutzuckeranstiegs** nach Zufuhr einer definierten Menge von Kohlenhydraten kann sehr unterschiedlich sein. Sie ist von folgenden Faktoren abhängig:
- Fett- und Eiweißgehalt der Mahlzeit
- Faser- und Ballaststoffgehalt der Mahlzeit
- Art des kohlenhydrathaltigen Produktes
- Zusätzliche individuelle Faktoren

Weil Kohlenhydrate zu sehr unterschiedlichen Blutzuckeranstiegen führen können, werden sie in Gruppen eingeteilt, denen untereinander austauschbare Nahrungsmittel zugeordnet sind. Zwischen den Gruppen sollte möglichst wenig ausgetauscht werden.
- Gruppe A: Brot, Kartoffeln, Reis, Nudeln usw.
- Gruppe B: Milch und milchhaltige Produkte
- Gruppe C: Obst und anzurechnendes Gemüse (Karotten, Erbsen, Schwarzwurzeln, Zucker, Mais)
- Gruppe D: Zuckeraustauschstoffe (wie z. B. Diabetikermarmelade)

In Deutschland wird der **Kohlenhydratbedarf** nach wie vor noch in sog. **Broteinheiten (BE)** angegeben. Eine Broteinheit (BE) entspricht der Menge Kohlenhydrate, die 10–12 g D-Glukose kalorisch äquivalent ist. Einbezogen in diese Definition sind auch Zuckeraustauschstoffe wie Xylit, Sorbit und Fruktose. Die Berechnung in g Kohlenhydraten, Bioäquivalenzen oder mit Kohlenhydratwerten hat sich bisher nicht durchgesetzt.

Aufstellung eines Ernährungsplans

Nehmen wir als Beispiel einen Patienten mit 70 kg Sollgewicht und mittelschwerer Arbeit:

1. **Wieviel kcal pro Tag benötigt der Patient?**
   Sollgewicht 70 kg × 30 kcal = 2100 kcal/Tag.
2. **Wie sollen die Energieträger prozentual aufgeteilt sein?**

$$\underline{\begin{array}{lll} 45\,\% \ \text{KH} = 945 \ \text{kcal} \approx & 240 \ \text{g KH} = 20 \ \text{BE} \\ 35\,\% \ \text{Fett} = 735 \ \text{kcal} \approx & 80 \ \text{g Fett} \\ 20\,\% \ \text{EW} = 420 \ \text{kcal} \approx & 100 \ \text{g EW} \end{array}}$$

Gesamtkalorienzahl = 2100 kcal

Wir verordnen also eine Diabetesdiät, bestehend aus 20 BE, 80 g Fett und 100 g Eiweiß.

3. **Wie verteilen wir die Kohlenhydrate über den Tag?**
   Die Verteilung sollte möglichst gleichmäßig sein, z. B.:

erstes Frühstück	= 4 BE
zweites Frühstück	= 3 BE
Mittagessen	= 4 BE
Nachmittagsmahlzeit	= 3 BE
Abendessen	= 4 BE
Spätmahlzeit	= 2 BE

Andere Verteilungen sind natürlich je nach Wunsch des Patienten und Stabilität der Stoffwechsellage insbesondere bei Durchführung einer intensivierten Insulintherapie möglich.

Ein solcher abstrakter Ernährungsplan stellt sozusagen das Gerüst dar, welches von der Ernährungsberaterin und dem geschulten Patienten mit Inhalt, also entsprechenden Speisen, gefüllt werden muß. Der jeweilige Kohlenhydrat-, Fett- und Eiweißanteil der Nahrungsmittel ist sog. **Nährwerttabellen** zu entnehmen (s. weiterführende Literatur).

Für den praktischen Umgang ist es sinnvoll, ähnliche Ernährungspläne wie oben angegeben aufzustellen, durchzurechnen und mit dem Patienten gemeinsam eine passende Speisenauswahl zu treffen.

Das bisher Gesagte stellt meines Erachtens einen praktikablen Kompromiß zwischen all den unterschiedlichen Lehrmeinungen zur Diabetesdiät dar.

Ergänzend noch einige Anmerkungen:

- Die sog. **„freie Kost"**, d. h. eine unbeschränkte Nahrungsaufnahme und Ausregulierung durch passende Normalinsulingaben ist bei intensivierter Insulintherapie möglich, sollte sich aber trotzdem nach den Regeln einer gesunden Ernährung richten.

- Bestimmte eiweißangereicherte **diätetische Lebensmittel** (z. B. Diabetikerbrot, Diabetikermehl) sind unnötig und teuer.
- Spezielle **Diabetikertees** u. ä. sind wirkungslos und können falsche Sicherheit vorgaukeln.
- **Alkohol** ist zwar nicht zu empfehlen, trotzdem sollte der Patient wissen, was erlaubt und was verboten ist.
  Verboten: süße Weine und Schnäpse, süßer Sekt, Liköre, Exportbier.
  Erlaubt: Diätbier, Diabetikerwein (weniger als 4 g Restzucker/l), klare Schnäpse (cave Hypoglykämien).
  Auf die schädlichen Wirkungen des Alkohols und den hohen Kaloriengehalt sollte der Patient stets hingewiesen werden.

Ernährung des diabetischen Kindes

Entscheidend im Kindesalter ist eine kaloriengerechte, eiweiß-, vitamin- und mineralienreiche Kost. Verschiedene Methoden zur Abschätzung des täglichen Energiebedarfs stehen zur Verfügung. Sehr einfach, allerdings ohne Berücksichtigung von Geschlecht, Größe, Gewicht und Muskelarbeit, ist folgende Formel:
Energiebedarf/Tag = 1000 + (Lebensalter × 100)
Exakter, aber aufwendiger ist die Berechnung des Kalorienbedarfs über das Sollgewicht (aus Somatogrammen ablesbar):
Energiebedarf/Tag = Sollgewicht × Energiebedarf/kg Körpergewicht
Der Energiebedarf pro Körpergewicht errechnet sich wie folgt:
- 1–4 Jahre = ca. 90 kcal/kg/Tag
- 4–7 Jahre = ca. 80 kcal/kg/Tag
- 7–10 Jahre = ca. 65 kcal/kg/Tag
- 10–13 Jahre = ca. 60 kcal/kg/Tag

Die Zusammensetzung der Energieträger unterscheidet sich nicht wesentlich von der Aufteilung beim Erwachsenen. Auch für das Kind muß ein **Diätplan** erstellt werden. Die Ernährung des Kindes sollte insgesamt flexibel sein und jeweils den gegebenen Voraussetzungen angepaßt werden. Dies setzt eine gute Zusammenarbeit zwischen betreuendem Arzt, Ernährungsberaterin, Eltern und dem Kind selbst voraus.

Insulintherapie des Typ 1 Diabetes
Charakteristik des Insulins

> Insulin ist ein Polypeptid. Es besteht aus einer A- und einer B-Kette, die durch Disulfidbrücken miteinander verbunden sind. Insulin entsteht aus Proinsulin durch Abspaltung des C-Peptids (Connecting peptide).

Insulin muß gespritzt werden. Versuche zur enteralen oder intranasalen Applikation scheiterten bisher an den nicht zu steuernden Resorptionsbedingungen. Insulin kann durch Zusatz von Verzögerungsstoffen oder durch unterschiedliche Kristallisationsformen in seiner Wirkdauer und Kinetik verändert werden. Als Verzögerungsprinzip wird heute überwiegend der Zusatz von **Protamin** angewandt. Auch durch Zusatz von Zink läßt sich die Wirkung des Insulins verzögern.

Insulin wird entweder aus Tierpankreata (Schwein/Rind) oder gentechnologisch hergestellt. Rinderinsulin kommt aus immunologischen Gründen kaum noch zur Anwendung, hochgereinigtes Schweineinsulin und Humaninsulin haben dessen Platz eingenommen, wobei die überwiegende Zahl der Diabetiker heute bereits auf Humaninsulin eingestellt ist. Praktisch alle Insuline enthalten Desinfizienzien (z. B. Kresol, Phenol).

Insulin und Protamin in isophaner Menge ermöglichen neutrale Insuline mit dem Vorteil freier Mischbarkeit. Die Vielzahl von Insulinen auf dem Markt führt oft zu großer Verwirrung. Es gilt, verschiedene Spezies, verschiedene Verzögerungsprinzipien, neutrale oder saure Insuline und auch noch verschiedene Herstellerfirmen zu unterscheiden:

Spezies
- Humaninsuline
- Schweineinsuline
- Rinderinsuline (heute ohne praktische Bedeutung, da kaum noch eingesetzt)
- Insulinanaloga (Lisproinsulin)

Wirkprofil
- Sehr rasch wirkendes Insulinanalogon (Lisproinsulin; 3–6 Stunden)
- Rasch wirkende Normalinsuline (5–7 Stunden)
- Mittellang wirkende Intermediär- oder Verzögerungsinsuline (10–15 Stunden)
- Langwirkende Langzeitinsuline (20–28 Stunden)

Wirkprofil und Wirkdauer sind individuell unterschiedlich und dosis-abhängig. Im Anhang ist eine Übersichtstabelle mit einer Auswahl der z. Zt. im Handel befindlichen Insuline enthalten.

Therapie mit Humaninsulin

Seit einigen Jahren kommen in der Insulintherapie zunehmend Humaninsuline zum Einsatz. Folgende Vorzüge werden postuliert:
* Geringe Antigenität
* Protektive Wirkung auf diabetische Folgeschäden
* Herstellung des Insulins unabhängig von Tierpankreata

Die **Indikationen** für Humaninsulin sind wie folgt zu formulieren:
* Einstellung kindlicher und jugendlicher Typ 1 Diabetiker
* Intermittierende Insulintherapie (Gefahr der „Boosterung" durch tierische Insuline)
* Umstellung von Sekundärversagern der Sulfonylharnstofftherapie
* Insulinresistenz
* Insulinallergie

Bei der **Ein-** oder **Umstellung auf Humaninsulin** sind einige Punkte zu beachten:
* Es kann zu einer **Änderung des Insulinbedarfs** kommen. Unter ambulanten Bedingungen ist deswegen eine initiale Dosisreduktion indiziert, insbesondere bei Umstellung von Rinderinsulin auf Humaninsulin.
* **Änderungen der Hypoglykämiesymptomatik** sind in Einzelfällen beschrieben. Ursache hierfür war wahrscheinlich die schärfere Einstellung mit Humaninsulin und nicht eine direkte Wirkung des Humaninsulins selbst. Inzwischen haben wir gelernt, mit Humaninsulin „umzugehen" und die anfängliche Hypoglykämiediskussion ist verstummt.
* Die **Wirkprofile** von tierischen respektive humanen Intermediärinsulinen sind unterschiedlich. Humaninsuline haben einen schnelleren Wirkungseintritt und eine kürzere Wirkungsdauer. Dies kann zu Problemen bei der Einstellungsqualität führen. Die kürzere Wirkungsdauer führt häufig zu erhöhten Nüchternblutzuckerwerten („das Insulin reicht nicht über die Nacht"). Ein Ausgleich muß dann unter Umständen durch „Splitten" der abendlichen Insulindosis erreicht werden.

- Insuline mit ähnlichem Namen können sehr **unterschiedliche Wirkungscharakteristika** haben. So entspricht z. B. das Wirkprofil des Depot-H-Insulin Höchst nicht dem von Depot Höchst CS (Schwein). Der Wirkeintritt des Depot-H-Insulins ist schneller und die Wirkdauer u. U. kürzer. Bei dosisgleicher Umstellung in Unkenntnis der pharmakodynamischen Unterschiede können deswegen erhebliche Stoffwechselschwankungen auftreten.
- Ein mit Schweineinsulin über die Jahre gut, stabil und ohne Komplikationen eingestellter Diabetiker sollte nicht unkritisch auf Humaninsulin umgestellt werden („nur weil es modern ist").

Standardisierung des Insulins

Die Insulindosis wird in **IE** (internationale Einheiten) angegeben. Eine IE entspricht definitionsgemäß der Menge, die bei einem 2–2,5 kg schweren Kaninchen den Blutzucker nach einer Stunde auf 50 mg/dl, nach 2 Stunden auf 40 mg/dl senkt.

In Deutschland sind noch Insulinzubereitungen im Handel, die 40 IE Insulin/ml enthalten. Im Ausland kommen meist Insuline mit 100 IE/ml zum Einsatz. Auf richtige Auswahl der Insulininjektionsspritze muß geachtet werden. In den sog. Pens und den Insulinpumpen kommen auch in Deutschland zunehmend U-100-Insulinzubereitungen zum Einsatz.

Insulinanaloga

Seit kurzem ist das erste Insulinanalogon auf dem Markt. Bei diesem **Lisproinsulin** sind Lysin und Prolin in den Positionen B 28 und B 29 der B-Kette des Humaninsulins vertauscht. „Normales" Insulin neigt zur Selbstassoziation und liegt in Dimeren, Tetrameren oder Hexameren vor. Lisproinsulin bleibt in der Monomer- bzw. Dimerform und wird deswegen deutlich rascher aus dem Fettgewebe resorbiert. Dementsprechend ist bei Gabe von Lisproinsulin kein Spritz-Ess-Abstand mehr nötig.

Insulininjektionstechnik

Insulin wird im allgemeinen subkutan injiziert, geeignete Injektionsregionen sind:
- Bauch, relativ rasche Resorption
- Oberschenkel, langsamere Resorption
- Gesäß

Oberarme sollten wegen der Unsicherheit der Injektionstiefe (Gefahr der intramuskulären Injektion) nicht gewählt werden. Injiziert wird in die gewaschene Haut. Desinfektion mit Alkohol oder ähnlichem ist nicht erforderlich. Das Insulin wird vor der Injektion gleichmäßig durchmischt (Rollen zwischen den Handflächen). Mit der Spritze (am besten: Einmalspritze mit angeschweißter kurzer Nadel und IE-Skala) wird die zu injizierende Menge in Form von Luft aufgezogen. Die Luft wird in das Insulinfläschchen gedrückt. Die Insulinflasche wird auf den Kopf gestellt, die benötigte Insulinmenge wird aufgezogen. Man zieht normalerweise 1–2 Einheiten mehr als benötigt auf, damit evtl. Luftblasen durch Klopfen an die Spritze vor die Nadel befördert und vorsichtig ausgespritzt werden können. Die Injektion erfolgt mit kurzer Nadel senkrecht oder leicht abgeschrägt in die Subkutis. Die Subkutis kann (insbesondere bei schlanken Patienten) als Falte zwischen zwei Fingern gefaßt werden.

Nach der Injektion wird die Spritze herausgezogen. Dabei sollte die Nadel leicht abgewinkelt werden, damit sich der Stichkanal verschließt. Für Sehbehinderte existieren Plastiklupenaufsätze. Insulininjektionshilfen, sog. Pens, haben inzwischen ihren festen Platz.

Die Insulininjektionsstelle sollte **täglich gewechselt** werden. Dies verhindert Verhärtungen und eine dadurch bedingte unsichere Resorption. Der Wechsel der Injektionsstelle erfolgt innerhalb der gewählten Region (z. B. Bauch), nicht aber von einer Region zur anderen. Wärme und Muskelarbeit können die Resorption beschleunigen.

Sog. „Einmalspritzen" können mehrmals (3- bis 4mal) verwendet werden. Limitierend sind nicht hygienische Gründe, sondern die Abstumpfung der Nadel.

Insulininjektionsautomaten („Spritzpistolen") sind nicht zu empfehlen. Neuerdings angebotene Systeme ohne Nadel sind noch nicht genügend evaluiert und sehr teuer.

Insulin soll kühl gelagert werden. Hitze, Frost und starke Lichteinflüsse sind zu vermeiden.

Wirkungen des Insulins

- Senkung des Blutzuckers
- Steigerung anabolischer Stoffwechselvorgänge
- Transport von Glukose in die Körperzellen
- Förderung der Glykogenbildung in Leber und Muskulatur
- Verbesserung der Pyruvatutilisation

- Hemmung der Lipolyse
- Förderung der Fettsäureaufnahme in das Fettgewebe
- Steigerung der Aminosäurenaufnahme in die Zelle
- Steigerung der Kaliumaufnahme in die Zelle

Insulin wirkt über Membranrezeptoren. Die Rezeptorempfindlichkeit und die Rezeptorkonzentration sind direkt proportional der Insulin-plasmakonzentration. Hohe verfügbare Insulinkonzentrationen führen zu einer „Down-Regulierung" der Rezeptoren und damit zu einer **verminderten Insulinempfindlichkeit der Zielzelle** (Problem der Überinsulinierung mit relativer Insulinresistenz, Problem der relativen Insulinresistenz bei der endogenen Hyperinsulinämie des adipösen Diabetikers).

Sog. Postrezeptorvorgänge, die z. Zt. erforscht werden, scheinen wichtig für die Insulinwirkung an der Zielzelle zu sein.

Nebenwirkungen des Insulins

- Hypoglykämien
- Insulinallergien
- Insulinresistenzen
- Insulindystrophien
- Reaktive Hyperglykämie nach Unterzuckerung (sog. Somogyi-Effekt)
- Insulinödeme durch Natriumretention
- Transitorische Refraktionsanomalien durch Änderung des Quellungszustandes der Linse

Abzugrenzen vom **Somogyi-Effekt** und einer zu kurzen Wirkdauer der abendlichen Insulindosis ist das sog. **Dawn-Phänomen**, ein Blutzuckeranstieg zwischen 4 Uhr und 8 Uhr morgens, dessen Ursache pathophysiologisch noch nicht ausreichend geklärt ist. Wichtig ist die Unterscheidung zwischen zu kurzer Insulinwirkung und dem Dawn-Phänomen zum einen und gegenregulatorischer Hyperglykämie (Somogyi-Effekt) zum anderen. Sie gelingt in der Klinik durch engmaschige Blutzuckernachtprofile, in der Praxis durch fraktionierte Sammlung und Urinzuckerbestimmung des Nachturins. Fehlende Harnzuckerausscheidung in der ersten Nachthälfte und massive Glukosurie in der zweiten Nachthälfte sprechen für eine abendliche Insulinüberdosierung. Es wäre in diesem Fall natürlich völlig verkehrt, bei zu hohem Nüchternblutzucker die abendliche Insulindosis weiter zu erhöhen. Nicht selten führt dieser gedankliche Fehlschluß zu einem schwankenden, „nichteinstellbaren" Diabetes mellitus.

Änderungen des Insulinregimes sollten immer langsam in kleinen Schritten und unter Berücksichtigung der aufgezeigten differentialtherapeutischen Überlegungen durchgeführt werden. Nicht selten resultiert ein „brittle diabetes" aus der therapeutischen Intervention eines unkritischen „brittle doctors".
Im folgenden werden die praktischen Möglichkeiten der Insulintherapie besprochen.

Konventionelle Insulintherapie

Der **Insulinbedarf** setzt sich entsprechend den Verhältnissen beim Stoffwechselgesunden folgendermaßen zusammen:
- Basaler Insulinbedarf
- Zusätzlicher Insulinbedarf zur Verstoffwechselung der aufgenommenen Nahrung

Die Feinregulation der Insulinsekretion des Stoffwechselgesunden kann durch eine konventionelle exogene Insulinzufuhr beim Diabetiker nur sehr grob nachgeahmt werden. Die pro Tag benötigte Insulindosis ist individuell sehr unterschiedlich. Im Mittel beträgt sie 40 IE/Tag, kann aber (z. B. bei noch vorhandener Insulinrestsekretion) deutlich darunter, gelegentlich auch deutlich darüber liegen. Bei einem Insulinbedarf von mehr als 1 IE/kg Körpergewicht/Tag muß immer an eine **Überinsulinierung** gedacht werden.

Unter konventioneller Insulintherapie verstehen wir die tägliche Gabe von mindestens einer, in aller Regel zwei Insulininjektionen.

Die **Insulindosis** wird ungefähr im Verhältnis $^2/_3$ morgens, $^1/_3$ abends aufgeteilt. Das Insulin sollte in der Zusammensetzung ca. $^1/_3$ kurzwirkendes Normalinsulin und ca. $^2/_3$ Verzögerungsinsulin enthalten.

Es muß nochmals betont werden, daß die genannten Werte nur grobe Annäherungswerte darstellen. Bei der individuellen Feineinstellung muß davon u. U. deutlich abgewichen werden.

Bei der konventionellen Therapie kommen entweder fixe Mischungen aus Normal- und Verzögerungsinsulin zur Anwendung, oder der Patient mischt selbst flexibel entsprechend den aktuellen Blutzucker-Selbstkontrollwerten Normal- und Verzögerungsinsulin.

Die **Einstellung** orientiert sich in erster Linie an folgenden Blutzuckerwerten:
- Nüchternblutzucker
- Morgendlicher postprandialer Blutzucker 2 Stunden nach dem Frühstück
- Blutzucker vor dem Abendessen

Nüchternblutzucker

Am Nüchternblutzucker orientiert sich die abendliche Insulindosis. Ist der Nüchternblutzucker **zu niedrig**, besteht die Gefahr nächtlicher Hypoglykämien. Die abendliche Insulindosis muß vermindert werden. Änderungen der Insulindosis sollten in der Regel in kleinen Schritten (nicht mehr als 2 IE) erfolgen.

Ist der Nüchternblutzucker **zu hoch**, sind die differentialtherapeutischen Überlegungen etwas aufwendiger:

- Ein „echter" Nüchternblutzucker muß in den frühen Morgenstunden möglichst bald nach dem Aufstehen gemessen werden. Ein in der Praxis nach längerem Anmarschweg mit zusätzlichem Warten gemessener sog. „Nüchternblutzucker" ist letztlich nicht verwertbar.
- Ein zu hoher Nüchternblutzucker kann auf eine zu geringe abendliche Insulindosis hinweisen. Ist dies der Fall, so findet sich meist auch eine deutliche Glukosurie. Eine Erhöhung der abendlichen Insulindosis ist nötig.
- Seit der Einführung der Humaninsuline sehen wir zu hohe Nüchternblutzuckerwerte häufiger, weil das am Abend applizierte Insulin nicht bis zum nächsten Morgen durchreicht. In diesen Fällen ist es natürlich nicht sinnvoll, die abendliche Insulindosis weiter zu erhöhen. Dies würde die Gefahr einer nächtlichen Hypoglykämie bedingen. Eine Lösung dieses Problems gelingt meist dadurch, daß man die abendliche Insulindosis aufteilt. Das Normalinsulin wird vor dem Abendessen gespritzt, das Verzögerungsinsulin aber erst vor der Spätmahlzeit.
- Nächtliche Hypoglykämien können gegenregulatorisch zu erhöhten Nüchternblutzuckerwerten führen. Ist dies der Fall, muß die abendliche Insulindosis erniedrigt werden. Es ist ein häufiger Fehlschluß, bei erhöhten Nüchternblutzuckerwerte die abendliche Insulindosis zu erhöhen.
- Das o. g. Dawn-Phänomen, eine pathophysiologisch nicht ausreichend geklärte Blutzuckererhöhung in den frühen Morgenstunden insbesondere bei jüngeren Typ 1 Diabetikern, ist mit konventioneller Insulintherapie schwer zu beeinflussen. Gute Erfolge erzielt man bei diesen Patienten durch den Einsatz einer Insulinpumpe mit vorprogrammierbarer variabler Basalrate.

Der korrekt gemessene Nüchternblutzuckerwert hat also für den insulinspritzenden Diabetiker einen hohen Aussagewert. Vor jeder Therapieänderung muß allerdings genau geklärt werden, warum der Nüchternblutzuckerwert zu hoch ist. Ein wiederholt zu hoher Nüchternblutzucker ist in jedem Fall korrekturbedürftig, da er sich ungünstig auf die Stoffwechsellage des ganzen folgenden Tages auswirkt.

Morgendlicher postprandialer Blutzucker 2 Stunden nach dem Frühstück

Dieser Blutzuckerwert gibt Auskunft darüber, ob das eingenommene Frühstück durch die zugeführte Insulinmenge ohne überschießenden Blutzuckeranstieg verstoffwechselt worden ist. Ist der Nüchternblutzucker normal, aber der morgendliche postprandiale Blutzucker zu hoch, können folgende Gründe verantwortlich sein:
- Morgendliche Insulindosis zu niedrig
- Zeitabstand zwischen Spritze und Frühstück zu gering
- Zu schwache Initialwirkung des verwendeten Insulins
- Kohlenhydratanteil des Frühstücks zu hoch

Therapeutisch erhöht man zunächst den Spritz-Ess-Abstand von normalerweise ca. 30 Min. auf 45 Min. Bleibt dies erfolglos, versucht man die BE-Zahl des Frühstücks zu reduzieren, falls der Patient damit einverstanden ist. Reicht auch dies nicht aus, wechselt man auf ein Insulin mit kräftigerer Initialwirkung, also höherem Normalinsulinanteil. Erst wenn es auch mit diesem Versuch nicht zu besseren Werten kommt, erfolgt eine Erhöhung der Insulindosis.

> Es sollte nie mehr als eine Variable gleichzeitig geändert werden, weil sonst der Therapieeffekt nicht mehr sicher einzuordnen ist!

Blutzucker vor dem Abendessen

Dieser Blutzuckerwert zeigt, ob die morgendliche Insulindosis richtig gewählt ist und ob das gewählte Insulin eine ausreichend lange Wirkdauer hat.

Der geschulte Patient, der eine konventionelle Insulintherapie durchführt und ggf. Normal- und Verzögerungsinsulin frei mischt, legt nach diesem Blutzuckerwerten die Höhe der zu spritzenden Insulindosis und das Mischungsverhältnis zwischen Normal- und Verzögerungsinsulin fest.

Nachteile einer konventionellen Insulintherapie

Diese lassen sich am besten unter dem Begriff „Unflexibilität" zusammenfassen:

- Die Spritzzeiten müssen möglichst exakt eingehalten werden
- Die Essenszeiten müssen genau eingehalten werden
- Die Verteilung der Kohlenhydrate über den Tag ist festgelegt und wenig variabel

Der Tagesablauf ist also durch das Insulin bestimmt und nicht umgekehrt.

Viel größere Flexibilität bei unverändert guter und sogar noch besserer Diabeteseinstellung wird dem Patienten durch die sog. **intensivierte Insulintherapie** ermöglicht, die in den letzten Jahren zunehmend eingesetzt wird.

Intensivierte Insulintherapie

Diese Therapieform kommt dem physiologischen Insulinsekretionsmuster näher als die konventionelle Insulintherapie. Das Therapieprinzip beruht auf folgender Überlegung:

Durch 1- oder 2malige Injektion eines Intermediär- oder Langzeitinsulins wird eine Art Basalinsulinsekretion imitiert („es wird ein Insulinteppich unterlegt"). Die mit der Nahrung zugeführten Kohlenhydrate werden dann durch zusätzliche Normalinsulininjektion vor den Hauptmahlzeiten verstoffwechselt.

Das hat für den Patienten folgende Vorteile:

- Er kann die Hauptmahlzeiten zeitlich verschieben
- Er kann die BE-Zahl je nach Hunger variieren
- Er kann gelegentlich Mahlzeiten auslassen
- Der Insulinbedarf pro Tag liegt meist unter dem einer konventionellen Insulintherapie
- Die Stoffwechsellage wird häufig optimiert

Eine solche Therapie setzt aber beim Patienten folgendes voraus:

- Hervorragende Schulung
- Blutzuckermessungen mehrmals täglich, um die jeweils benötigte Normalinsulindosis festzulegen
- Bereitschaft, 4- bis 5mal täglich Insulin zu injizieren

Es gibt verschiedene Möglichkeiten, eine intensivierte Insulintherapie durchzuführen. Die beiden am häufigsten angewandten Formen sind:

- Spätabendliche Injektion eines Langzeitinsulins und 3 × täglich vor den Hauptmahlzeiten zusätzlich Injektion einer Normalinsulindosis, die sich an dem zuvor gemessenen Blutzuckerwert und der Anzahl der Broteinheiten orientiert.

• Morgendliche und abendliche Injektion eines Intermediärinsulins
und zusätzliche Normalinsulingabe wie beschrieben.
Sehr erleichtert wird die mehrmals tägliche Normalinsulininjektion
durch die sog. Pens. Ein Pen enthält eine Insulinpatrone. Die benötigte Insulindosis wird entweder durch mehrmaligen Knopfdruck oder
durch Vorwahl mit Hilfe eines Drehzählwerks festgelegt. Die Akzeptanz dieser Spritzhilfen durch den Patienten ist sehr groß.

Therapie mit tragbaren Insulindosiergeräten

Das genannte Prinzip, einen „basalen Insulinteppich" zu unterlegen
und zusätzlich zu den Hauptmahlzeiten Normalinsulin zu geben, ist
am besten bei den tragbaren Insulindosiergeräten, meist kurz **Insulinpumpen** genannt, verwirklicht.
Wunschziel war und ist ein rückgekoppeltes Insulininfusionssystem:
Ein Glukosesensor mißt kontinuierlich die aktuellen Blutzuckerwerte, die Insulinabgabe erfolgt aus dem Insulinreservoir entsprechend
dem aktuellen Wert. Dieses Prinzip ist beim sog. „künstlichen Pank-
reas", welches kurzzeitig unter stationären Bedingungen eingesetzt werden kann, verwirklicht und gestattet eine normoglykämische Stoffwechselführung. Die ambulante Langzeittherapie mit einem solchen
rückgekoppelten System scheitert bisher daran, daß kein über längere
Zeit funktionsfähiger Glukosesensor existiert.
Als Kompromiß stehen uns die programmierbaren Insulinpumpen zur
Verfügung. Diese bestehen aus einem Insulinreservoir, einer mechani-
schen Pumpe, einem Infusionssystem zur subkutanen Insulinzufuhr
und einer elektronischen Programmiereinheit sowie unterschiedlichen
Warnvorrichtungen. Sie unterscheiden sich in Preis und Ausstattung
erheblich. Es gibt einfache Systeme mit über 24 Stunden fester basaler Rate und relativ aufwendige elektronische Einheiten, bei denen Änderungen der Basalrate vorprogrammiert werden können. Dies kann
z. B. beim Dawn-Phänomen wichtig sein, bei dem man für die frühen
Morgenstunden eine höhere Basalrate vorprogrammiert. Einstellung
und Überwachung einer Insulinpumpentherapie erfordern große Erfahrung und sollten deswegen dem Spezialisten vorbehalten bleiben.
Allgemein anerkannte **Indikationen** zur Einleitung einer Insulinpumpentherapie sind:
• Gravidität (möglichst präkonzeptionell): Dadurch wird die kindliche
  Mißbildungsrate in vergleichbare Bereiche von Neugeborenen nicht-

diabetischer Mütter gesenkt und das übermäßige intrauterine Größenwachstum verhindert.

- Schmerzhafte periphere Neuropathie, diabetische Gangrän, neuropathische Ulzera
- Extrem labiler sog. „brittle diabetes"

Man erhofft sich von einer nahenormoglykämischen Einstellung eine Verzögerung oder sogar Verhinderung diabetischer Folgeschäden. Entsprechende prospektive Studien sind eingeleitet. Eine große amerikanische Studie (DCCT) hat diese Hoffnung inzwischen für Typ 1 Diabetiker eindeutig bestätigt. Die Ergebnisse dürften, bezogen auf mikroangiopathische, also diabetesspezifische Komplikationen, auch auf den Typ 2 Diabetiker übertragbar sein.

Kontraindikationen einer Insulinpumpentherapie sind:
- Fehlen von subjektiven Hypoglykämiewarnsymptomen (z. B. bei autonomer Neuropathie mit gestörter Gegenregulation)
- Autonome Neuropathie mit Gastroparese (nicht vorhersehbare Kohlenhydratresorption)
- Fortgeschrittene diabetische Retinopathie (Gefahr von retinalen Einblutungen)
- Allein lebende Patienten (relativ)
- Psycholabilität
- Mangelnde Motivation, mangelnde Schulungsfähigkeit, unzuverlässige Stoffwechselselbstkontrollen

Die Akzeptanz der Insulinpumpen ist im allgemeinen gut. Störend empfinden die Patienten, das die Pumpe „außen am Körper getragen wird" (z. B. bei Sport, Kohabitation).

Implantierbare Pumpen sind als Prototypen entwickelt und eingesetzt worden. Es bestehen jedoch noch zahlreiche Probleme bezüglich der Steuerbarkeit von außen, der Insulinstabilität, der Größe des Insulinreservoirs und der Kathetersysteme. Zur Zeit sind weltweit bei ca. 200 Patienten Insulinpumpen implantiert, wobei das Insulin überwiegend intraperitoneal zugeführt wird. Es muß jedoch eindeutig festgestellt werden, daß sich diese Therapieform noch im experimentellen Stadium befindet!

Wichtig: Entscheidend ist nicht, ob der Patient eine intensivierte Insulintherapie oder eine Insulinpumpentherapie erhält, sondern das zu erreichende Ziel der nahenormoglykämischen Einstellung!

Zukunftsaspekte der Therapie bei Typ 1 Diabetes

Auf drei Gebieten wird seit Jahren intensiv geforscht, ohne daß sich jedoch bisher durchschlagende Ergebnisse oder breitere klinische Anwendungsmöglichkeiten ergeben haben:

- Pankreastransplantation
- Inselzelltransplantation
- Immunsuppression, Immunmodulation

Pankreastransplantationen können als segmentale oder totale Transplantationen vorgenommen werden. Weitaus am häufigsten werden derzeit segmentale Transplantationen mit gleichzeitiger Gangokklusion durchgeführt. Die Komplikationsrate ist nicht unerheblich. Meist werden Pankreastransplantationen gleichzeitig mit Nierentransplantationen geplant. Die immunologischen Probleme bei homologer Transplantation sind seit dem Einsatz von Cyclosporin A deutlich geringer geworden.

Inselzelltransplantationen zeigen im Tierexperiment gute Erfolge, bei Menschen ist eine dauerhafte Funktion von Inselzelltransplantaten bisher nur in Einzelfällen erreicht worden.

Unter den **immunsuppressiven Substanzen** wurden große Hoffnungen auf den Einsatz von Cyclosporin A in der Frühphase nach Diagnosestellung eines Typ 1 Diabetes mellitus gesetzt. Diese Hoffnungen scheinen insgesamt nicht erfüllbar zu sein. Dies könnte daran liegen, daß der autoimmunpathogenetische Defekt zum Zeitpunkt der Diagnosestellung schon viel zu weit fortgeschritten ist. Auch andere immunsuppressive oder immunmodulatorische Substanzen haben bisher keinen nachweisbaren therapeutischen Effekt auf den Verlauf des Typ 1 Diabetes gehabt.

Erfolgversprechender könnte das „**Screening" auf Hochrisikogruppen** sein mit dem Ziel, bereits vor Manifestation des Typ 1 Diabetes in den Autoimmunprozeß einzugreifen.

Therapie des Typ 2 Diabetes mellitus

Gedankliche Grundlage jeder Therapie beim Typ 2 Diabetes ist die Tatsache, daß es sich hierbei nicht um einen absoluten Insulinmangel, sondern um eine verminderte Insulinwirkung bei aber prinzipiell vorhandener Insulineigensekretion handelt. Dementsprechend ist eine exogene Insulinzufuhr zunächst nicht sinnvoll. Vielmehr muß versucht werden, durch geeignete Maßnahmen eine Verbesserung der endogenen Insulinwirkung zu erreichen.

Der Typ 2 Diabetiker ist meist übergewichtig. Deshalb beginnt die Therapie grundsätzlich mit einer **Ernährungsumstellung**.

Kommt es trotz Einhaltung einer Diät (und damit verbundener Gewichtsreduktion) nicht zu einer ausreichenden Senkung der Blutzuckerwerte, bieten sich folgende **medikamentöse Therapiemöglichkeiten** an:

- Alphaglukosidasehemmer
- Biguanide, deren Indikation wegen der aufgetretenen Laktatazidosen stark eingeschränkt wurde
- Sulfonylharnstoffe, deren Hauptwirkung in einer Steigerung der endogenen Insulinsekretion besteht
- Guar, ein Quellstoff, dessen blutzuckersenkende Wirkung gering ist

Therapieziele

Prinzipiell gelten für den Typ 2 Diabetiker die gleichen Therapieziele wie beim Typ 1 Diabetes, nämlich Vermeidung von Folgeschäden durch möglichst gute Einstellung. Einige Besonderheiten müssen jedoch beachtet werden:

Alte, multimorbide Patienten dürfen keinesfalls so scharf eingestellt werden, daß Hypoglykämien auftreten. Für sie gilt als Therapieziel (wobei auch hier jeweils noch individuelle Graduierungen möglich sind:

- Prophylaxe des Coma diabeticum
- Prophylaxe des diabetischen Fußes
- Freisein von diabetesbedingten Symptomen

Diese Forderung kann durchaus schon bei postprandialen Blutzuckerwerten von 200–250 mg/dl erreicht werden. Eine strengere Einstellung um jeden Preis ist bei dieser Patientengruppe eher schädlich als hilfreich.

Auch Änderungen der Ernährungsgewohnheiten sollten in hohem Alter nicht mehr unkritisch verlangt werden. Der Organismus eines alten Patienten befindet sich in einem labilen Gleichgewicht, welches drastische Eingriffe nur schwer verkraftet.

Das Letztgesagte soll natürlich nicht der Nachlässigkeit und dem therapeutischen Nihilismus das Wort reden. Es soll die Relation zwischen „im Prinzip Machbarem" und „therapeutisch Sinnvollem" aufzeigen.

Die **Einstellkriterien** beim Typ 2 Diabetiker sind:
- Nüchternblutzucker: $\leq$ 140 mg/dl
- Postprandialer Blutzucker: $\leq$ 180 mg/dl
- Harnzucker: negativ
- Blutfette: normal
- HbA_{1c} $\leq$ 8 % des Gesamthämoglobins

Schulung und Selbstkontrolle

Die Schulung des Typ 2 Diabetikers verlagert sich zunehmend in die Praxis. Bei entsprechendem Nachfragen sieht man, daß viele (auch ältere) Diabetiker schulungswillig sind und gerne aktiv an ihrer Stoffwechselführung mitwirken möchten. Es gibt inzwischen hervorragend durchstrukturierte **Schulungsprogramme** für Typ 2 Diabetiker, bei denen in der Praxis durch die Arzthelferin das nötige Grundwissen im Rahmen eines Gruppenunterrichts vermittelt wird. Sehr gut bewährt hat sich z. B. das von den Gruppen Berger, Düsseldorf/Mehnert, München entwickelte Programm: Zunächst wird der Arzthelferin durch einen Diabetologen und eine Diabetesberaterin das nötige Wissen und die Unterrichtstechniken in Form von Rollenspielen vermittelt; dies ermöglicht dann die Schulung der Patienten in der Praxis.

Der Schwerpunkt einer Schulung beim Typ 2 Diabetiker liegt auf folgenden Themen:
- Wie sieht eine gesunde Ernährung zur Normalisierung des Körpergewichts aus?
- Wie kommt es zur Stoffwechselstörung und was kann man dagegen tun?

• Wie vermeide ich diabetische Folgeschäden und den diabetischen Fuß?
• Wie orientiere ich mich über meine aktuelle Stoffwechsellage (Selbstkontrolle)?

Zur Selbstkontrolle reicht beim Typ 2 Diabetiker in vielen Fällen die **Urinzuckerkontrolle** aus. Der Urinzucker sollte stets negativ sein. Wiederholt positive Urinzuckerwerte sprechen für eine ungenügende Stoffwechsellage.

Da die höchsten Blutzuckerwerte beim stabilen Typ 2 Diabetiker in der Regel 1–2 Stunden nach dem Frühstück gemessen werden, empfiehlt sich die Durchführung der Urinzuckerkontrollen in den späteren Vormittagsstunden.

Blutzuckerselbstkontrollen sind nur bei gestörter Nierenschwelle, bei insulinbehandelten Typ 2 Diabetikern oder zum Ausschluß hypoglykämischer Zustände nötig.

Ernährung bei Typ 2 Diabetes

Die gesunde Ernährung des Typ 2 Diabetikers stellt in der Praxis oft das größte Problem dar. Liebgewordene Ernährungsgewohnheiten zu ändern, ist psychologisch sehr schwierig. In der Praxisschulung des (übergewichtigen) Typ 2 Diabetikers bewährt sich ein sehr einfaches Prinzip. Die Lebensmittel werden in drei Gruppen aufgeteilt:

• Sehr geeignet   = kann viel gegessen werden:
                     kalorienarme Nahrungsmittel
• Bedingt geeignet = kann in kleineren Mengen gegessen werden:
                     fettarme, zuckerfreie Nahrungsmittel
• Nicht geeignet   = sollte weggelassen werden:
                     fettreiche, zuckerhaltige und alkoholhaltige
                     Nahrungsmittel

Durch maßstabgetreue Abbildungen erhält der Patient einen guten Eindruck, welche große Menge Salat z. B. einer winzigen Menge von Erdnüssen bei gleicher Kalorienzahl entspricht. Es kommt also hier in erster Linie auf die Begrenzung der täglichen Kalorienzufuhr an.

Eine stärkere Motivation zum Einhalten einer solchen kalorienbewußten Ernährung ergibt sich für den Patienten durch einen unter ärztlicher Kontrolle durchgeführten Auslaßversuch der blutzuckersenkenden Tabletten. Er sieht, daß bei gesunder Ernährung u. U. gar keine blutzuckersenkenden Medikamente notwendig sind.

Therapie mit Alphaglukosidasehemmern

Wirkungsweise

Alphaglukosidasehemmer wirken primär im Dünndarm im Sinne einer kompetitiven Hemmung intestinaler Glukosidasen. Dieses Wirkprinzip stellt sicher einen therapeutisch interessanten Ansatzpunkt dar. Der am besten untersuchte Vertreter ist die **Acarbose**.

Indikationen

- Monotherapie bei Typ 2 Diabetes (vor Einsatz eines Sulfonylharnstoffs)
- Patienten mit noch recht guten Nüchtern- aber überschießenden postprandialen Blutzuckerwerten
- Kombination mit Metformin bei steigenden Nüchternblutzuckerwerten
- Kombinationstherapie mit Sulfonylharnstoffen
- Therapie des Dumping-Syndroms und der reaktiven Hypoglykämie

Kontraindikationen

Bisher sind keine Kontraindikationen bekannt.

Nebenwirkungen

- Flatulenz
- Meteorismus
- Diarrhöen (selten)

Praktisches Vorgehen

Zur Vermeidung der subjektiv sehr unangenehmen Nebenwirkungen sollte einschleichend dosiert werden. Die mittlere effektive therapeutische Dosis liegt bei 3 × 100 mg Acarbose.

Interaktionen

Interaktionen mit anderen Medikamenten wurden bisher nicht beschrieben.

Therapie mit Biguaniden

Die Indikationen für den Einsatz von Biguaniden waren in den letzten Jahren stark eingeschränkt worden, nachdem wiederholt Laktatazidosen aufgetreten waren. Diese waren in erster Linie durch falsche Indikationsstellung und Nichtbeachtung der Kontraindikationen bedingt. In Deutschland ist z. Zt. nur noch **Metformin** im Handel.

Wirkungsweise

- Hemmung der Glukoneogenese in der Leber
- Verstärkung der Glukoseutilisation in der Peripherie
- Hemmung der Fettsäureoxidation in der Muskulatur
- Verzögerung der Kohlenhydratresorption im Darm
- Senkung des Blutzuckers ohne stimulierende Wirkung auf die Insulinsekretion der B-Zelle
- Anorexigene Wirkung

Indikationen

- Monotherapie bei übergewichtigen Typ 2 Diabetikern
- Kombination mit Acarbose vor Einsatz eines Sulfonylharnstoffs
- Kombinationstherapie mit Sulfonylharnstoffen zur Verringerung der Sulfonylharnstoffdosis oder bei Sekundärversagen der Sulfonylharnstofftherapie
- Kombination mit Insulin bei insulinbedürftig gewordenen Typ 2 Diabetikern

Kontraindikationen

- Hohes biologisches Alter
- Niereninsuffizienz (Kreatinin mehr als 1,2 mg/dl); bei älteren Patienten ggf. Kreatinin-Clearance messen
- Lebererkrankungen
- Herzinsuffizienz
- Pankreatitiden
- Konsumierende Erkrankungen
- Respiratorische Insuffizienz
- Einschränkung der Nahrungszufuhr
- Alle akuten schweren Erkrankungen

Nebenwirkungen

- Gastrointestinale Symptome
- Appetitlosigkeit
- Allergische Reaktionen
- Laktatazidosen (selten, aber hohe Letalität)

Praktisches Vorgehen

Auch hier sollte das praktische Vorgehen in einer einschleichenden Therapie bestehen. Die Dosis sollte höchstens wochenweise gesteigert werden. Die Maximaldosis beträgt 3 × 850 mg Metformin/Tag.

Interaktionen

Interaktionen werden lediglich mit Antikoagulanzien (antagonistisch) in der Literatur beschrieben.

Therapie mit Sulfonylharnstoffen

Sulfonylharnstoffe sind z. Zt. die in der Therapie des Typ 2 Diabetes am häufigsten eingesetzten Tabletten.

Wirkungsweise

Sulfonylharnstoffe wirken in erster Linie an der B-Zelle selbst, sie haben einen sog. **betazytropen Effekt:**
- Steigerung der glukosestimulierten Insulinsekretion
- Herabsetzung des glukoseinduzierten Insulinsekretionsreizes
- Verminderung der Insulinsekretionsstarre

Entsprechend diesen Wirkungsmechanismen ist eine Sulfonylharnstofftherapie nur beim Typ 2 Diabetiker mit noch vorhandener Insulineigensekretion sinnvoll. Bei fehlender Insulineigensekretion ist eine Sulfonylharnstofftherapie nicht indiziert.

Neben dieser für den blutzuckersenkenden Effekt wohl hauptsächlich verantwortlichen pankreatischen Wirkung haben die Sulfonylharnstoffe **extrapankreatische Wirkungen:**
- Hepatische Wirkung = Hemmung der Glukosefreisetzung
- Periphere Wirkung = Beeinflussung von Rezeptor-/Postrezeptormechanismen und damit Verbesserung der Insulinwirkung (s. a. Kombinationstherapie)

Der zu frühe Einsatz von Sulfonylharnstoffen in der Therapie des Typ 2 Diabetikers führt über die Jahre zu einer Erschöpfung der B-Zelle und damit zur Insulinbedürftigkeit, dem sog. **Sekundärversagen der Sulfonylharnstofftherapie.** Sulfonylharnstoffe sollten deswegen immer erst nach erfolgloser Therapie mit Diät und Acarbose und/oder Metformin eingesetzt werden, wobei erfolglos heißt: unbefriedigende Stoffwechsellage nach Ausschöpfung aller diätetischen Möglichkeiten, nicht aber durch Nichteinhalten einer Diabetesdiät. Sehr zu Recht werden die Sulfonylharnstoffe als „Tabletten der Bequemlichkeit" bezeichnet.

Indikationen

Die Indikation für eine Sulfonylharnstofftherapie ist der trotz Ausschöpfung aller Diätmaßnahmen und Gabe von Acarbose und/oder Metformin nicht befriedigend eingestellte Typ 2 Diabetiker.

Kontraindikationen

- Typ 1 Diabetes mellitus
- Akute Stoffwechselentgleisungen
- Schwere Leber- und Nierenfunktionsstörungen
- Schwangerschaft

Nebenwirkungen

Nebenwirkungen sind insgesamt selten, beschrieben wurden:
- Protrahiert verlaufende Hypoglykämien
- Gastrointestinale Beschwerden
- Allergische Reaktionen
- Toxische Leberschädigungen
- Transistorische Knochenmarkdepression

Praktisches Vorgehen

Bei Einleitung einer Sulfonylharnstofftherapie gestaltet sich das praktische Vorgehen wie folgt:
- Vergewissern, daß alle diätetischen Möglichkeiten ausgeschöpft und Acarbose- und/oder Metformingaben wirkungslos sind
- Beginn mit niedriger Dosis
- Schrittweise Steigerung der Dosis bis zum Erreichen einer guten Stoffwechsellage
- Verteilung der Dosis auf morgens $^2/_3$, abends $^1/_3$ der Gesamtdosis (falls nötig)

- Einnahme vor den Mahlzeiten
- Im Falle einer Gewichtszunahme oder bei Hypoglykämiesymptomen Reduktion der Sulfonylharnstoffdosis
- Überprüfung der Indikation durch Auslaßversuch.

Die Maximaldosis beträgt bei allen Sulfonylharnstoffpräparaten 3 Tabletten/Tag. Mehr bringt nichts mehr! Bei **Glimepirid** ist stets nur eine tägliche Gabe erforderlich.

Eine Kombination zweier oder gar mehrerer Sulfonylharnstoffpräparate hat keine zusätzliche Wirkung und ist damit sinnlos!

Kommt es trotz richtigem Einsatz der Sulfonylharnstoffe zu einem Sekundärversagen der Sulfonylharnstofftherapie, so kann der Versuch einer Kombinationstherapie aus Insulin und Sulfonylharnstoff durchgeführt werden (s. „Kombinationstherapie", S. 70).

Eine Frage, die in den letzten Jahren zunehmend diskutiert wird, ist auch bei den Sulfonylharnstoffen der Einsatz von **Generika**. Im Prinzip ist dagegen nichts einzuwenden, wenn damit eine Kosteneinsparung verbunden ist. Voraussetzung ist jedoch die vergleichbar gute, sichere und gleichmäßige Wirksamkeit des Präparates. Gerade bezüglich der Galenik, der Bioverfügbarkeit und der Bioäquivalenz, der Chargenkonstanz und des Wirkprofils zeigen sich aber z. T. erhebliche und für den Patienten u. U. mit Konsequenzen verbundene Unterschiede. Man sollte also stets Vorteile und evtl. Nachteile genau abwägen, bevor man eine Umstellung vornimmt.

Interaktionen

Interessant und meist in der Praxis nicht genügend beachtet sind Interaktionen der Sulfonylharnstoffe mit anderen Medikamenten.

Wirkungsverstärkend können sein:

- Alkohol
- Betarezeptorenblocker
- Biguanide
- Chloramphenicol
- Cumarin
- Clofibrat
- Phenfluramin
- MAO-Hemmer
- Phenylbutazon
- Salizylate
- Sulfonamide
- Tetrazykline

Wirkungsabschwächend sind:
- Kortikoide
- Phenothiazine
- Saluretika (Thiazide)
- Schilddrüsenhormone
- Sexualhormone
- Sympathikomimetika

Es stehen uns heute die älteren Sulfonylharnstoffe der ersten Generation (nur noch selten eingesetzt, Dosierung im Grammbereich) und die modernen Sulfonylharnstoffe der zweiten und dritten Generation (Dosierung im Milligrammbereich) zur Verfügung. Zur letzteren gehört das Glimepirid mit dem Vorteil der Einmalgabe (= bessere Compliance) und stärkeren extrapankreatischen Effekten.

Therapie mit Guar

Wirkungsweise

Guar ist ein pflanzlicher Faserstoff, der aus einer mexikanischen Büschelbohne gewonnen wird. Guar wird im Darm nicht gespalten und nicht resorbiert. Es führt als Quellstoff zu einer Verzögerung der Kohlenhydratresorption. Die blutzuckersenkende Wirkung ist gering.

Indikationen

Eine echte Indikation besteht weder beim Typ 1 noch beim Typ 2 Diabetes mellitus.

Nebenwirkungen

Oberbauchbeschwerden.

Kontraindikationen

Bisher nicht bekannt.

Interaktionen

Bisher nicht bekannt.

Kombinationstherapie Insulin/Sulfonylharnstoff

Die Kombination von Insulin/Sulfonylharnstoff wird zunehmend zur Behandlung des mit oralen Antidiabetika allein nicht mehr einstellbaren Patienten eingesetzt.

Folgende Überlegungen zur Pathophysiologie liegen dem Einsatz der Kombinationstherapie zugrunde: Beim Typ 2 Diabetiker bestehen eine periphere Insulinresistenz und eine gestörte Insulinsekretion mit kompensatorischer Hyperinsulinämie. Im „Sekundärversagen" der Tablettentherapie kommt es zum langsamen Nachlassen der endogenen Insulinproduktion. Periphere Insulinresistenz und gestörtes Insulinsekretionsmuster sind weiterhin vorhanden. Im Rahmen der nachlassenden endogenen Insulinproduktion liegt zunächst nur ein sehr kleines Insulindefizit vor. In diesem Stadium des „Sekundärversagens" scheint die Kombinationstherapie Insulin/Sulfonylharnstoff sinnvoll.

Praktisches Vorgehen

Zunächst muß erwiesen sein, das sich der Diabetes mit oralen Antidiabetika allein nicht mehr einstellen läßt: Dies ist der Fall, wenn trotz exakter Diät und maximaler Gabe von blutzuckersenkenden Tabletten der Blutzucker 1–2 Stunden postprandial bei wiederholten Kontrollen mehr als 200 mg/dl beträgt und gleichzeitig eine Glukosurie besteht.

Diese sehr pragmatische Definition differenziert für die Praxis oft nicht ausreichend. In der Praxis besser anwendbar ist eine Abstufung der Kriterien entsprechend dem gewünschten individuell sinnvollen Therapieziel (die nachfolgenden Schemata sind modifiziert nach Bachmann et al., 1987):

- Bei **jüngeren,** körperlich und geistig voll aktiven Patienten ist das Therapieziel Normoglykämie zur Vermeidung von Folgeschäden. Kriterien für Sekundärversagen sind:
  - HbA$_{1c}$: > 1 % über dem Normbereich
  - Nüchternblutzucker: > 130 mg/dl
  - postprandialer Blutzucker: > 180 mg/dl
- Bei **älteren Patienten** (> 65 J.) in **gutem Allgemeinzustand** und **selbstversorgend** ist das Therapieziel Vermeidung von hyperglykämiebedingten Symptomen. Kriterien für Sekundärversagen sind dann:

- HbA_{1c}:   > 2 % über dem Normbereich
- Nüchternblutzucker: > 150 mg/dl
- postprandialer Blutzucker: > 250 mg/dl
- Bei **sehr alten** (> 75 J.) **multimorbiden versorgungsabhängigen Patienten** gilt als Therapieziel die Vermeidung von Coma diabeticum und diabetischem Fuß. Kriterien des Sekundärversagens sind dann:
  - HbA_{1c}:   > 4 % über dem Normbereich
  - Nüchternblutzucker: > 250 mg/dl
  - postprandialer Blutzucker: > 300 mg/dl

Sind diese Kriterien erfüllt, empfiehlt sich die Einleitung einer Kombinationstherapie wie folgt:

- Weiterbehandlung mit Sulfonylharnstoff
- Zusätzliche morgendliche Injektion eines Verzögerungsinsulins ca. 30 Minuten vor dem Frühstück
- Beginn mit niedriger Insulindosis (6–10 IE/Tag)
- Stoffwechselüberprüfung jeden 3. Tag (Nüchternblutzucker und Blutzucker 1–2 Stunden nach dem ersten Frühstück
- Bei Bedarf langsame Erhöhung (wochenweise) der Insulindosis in kleinen Schritten (2 IE)

Auf eine solche Kombinationstherapie sprechen ca. 60–70 % der mit oralen Antidiabetika allein nicht mehr einstellbaren Patienten an. Es gibt keine sicheren Vorhersagekriterien, die eine Differenzierung in „Responder" und „Non-responder" einer Kombinationstherapie zulassen.

Der Erfolg scheint bis zu einem gewissen Grad von folgenden Faktoren abhängig zu sein:

- Noch vorhandene endogene Insulinsekretion
- Dauer und Grad der Stoffwechseldekompensation vor der Umstellung auf Insulin

Wenn bei einer morgendlichen Insulindosis von mehr als 20, max. 30 IE, keine ausreichende Stoffwechselverbesserung erzielt wurde, ist der Versuch der Kombinationstherapie als erfolglos einzustufen. Es sollte dann eine Insulinmonotherapie mit zwei Insulininjektionen/Tag erfolgen.

Wichtig: Je länger und ausgeprägter der Stoffwechsel dekompensiert war, desto geringer sind die Erfolgschancen einer Kombinationstherapie Insulin/Sulfonylharnstoff. Deswegen sollte eine Umstellung möglichst frühzeitig erfolgen.

Die Umstellung kann bei entsprechender diabetologischer Erfahrung in der Regel ambulant erfolgen. Auch manche weniger geschickte alte Patienten lernen mit Hilfe der Pens die Insulininjektion.

Die Hypoglykämiegefährdung ist bei Kombinationstherapie in aller Regel nicht höher, eher niedriger als bei Insulinmonotherapie einzuschätzen.

In der Literatur sind inzwischen viele Modifikationen der oben angegebenen Einleitung einer Kombinationstherapie angegeben (z. B. abendliche Insulininjektion, Kombination mit Normalinsulin). Für die Praxis ist es jedoch sinnvoll, sich an ein bewährtes Schema wie das oben angegebene zu halten. Erwähnt sei, daß nicht alle Diabetesspezialisten die Kombinationstherapie befürworten.

„Außenseitertherapien" beim Diabetes mellitus

Hier sind in erster Linie zu erwähnen:
- Naturheildiäten
- Pflanzliche Naturheilmittel
- Diabetikertees
- Akupunktur u. ä.
- Frischzellentherapie

Eine wirklich ernsthafte Betrachtung ist eigentlich nur bei den **Naturheildiäten** sinnvoll. Es gibt durchaus ausgewogene ballaststoffreiche, z. B. laktovegetabile Kostformen, die für den Diabetiker geeignet sind. Andererseits gibt es diätetische Extremformen, die bei langfristiger Anwendung sogar gefährlich werden können. Ein echter blutzuckersenkender Effekt oder gar ein „diabetesheilender Effekt" geht allerdings von keiner dieser Diäten aus.

Gleiches gilt für die vielen **pflanzlichen Naturheilmittel**, die empfohlen werden. Eine kleine Auswahl sei hier wiedergegeben: Sellerie, Sauerkrautsaft, Zwiebeln, Löwenzahn, Schwarzwurzeln, Brennessel, Sauerampfer, Topinambur, Teufelskralle. Die Liste ließe sich beliebig weiterführen. Eine Beeinflussung der diabetischen Stoffwechsellage ist bei keiner dieser Pflanzen nachgewiesen.

Diabetikertees (z. B. Bohnenschalentee, Löwenzahntee) haben lediglich den Effekt einer verstärkten Diurese. Es kann dadurch zu einer Verminderung der Harnzuckerkonzentration kommen. Die Harnzuckertests werden besser. Natürlich ist dies ein „Scheineffekt" und keine echte Besserung der diabetischen Stoffwechsellage.

Akupunktur, Akupressur usw. sind wirkungslos.

Der Effekt einer **Frischzellentherapie** ist nicht nachgewiesen. Auch Berichte über Diabetesheilungen durch Frischzellentherapie entspringen einseitigem Wunschdenken und haben bisher einer kritischen Nachprüfung nicht standgehalten.

Genetische Beratung des Diabetikers

Für Eltern, bei denen ein oder beide Elternteile diabetisch sind oder die in der Verwandtschaft Diabetiker oder bereits ein an Diabetes erkranktes Kind haben, stellt sich vor einer Schwangerschaft die Frage, wie hoch das Risiko ist, daß ihr Kind später einen manifesten Diabetes entwickelt.

Zur Beantwortung dieser Frage muß der beratende Arzt zunächst wissen:

- Wie hoch ist der Grad der Diabetesbelastung in den Familien beider Partner?
- Welche Diabetestypen kommen vor?

Folgende beratende Aussagen sind möglich:

- Das Vererblichkeitsrisiko ist bei Typ 1 Diabetikern deutlich niedriger als bei Typ 2 Diabetikern:
  - hat ein Elternteil einen Typ 1 Diabetes, beträgt das Risiko ca. 2%
  - haben beide Elternteile einen Typ 1 Diabetes, beträgt das Risiko ca. 4%
  - hat ein Geschwister bereits einen Typ 1 Diabetes, beträgt das Risiko ca. 5%
- Bei Typ 2 Diabetikern beträgt die Wahrscheinlichkeit
  - bei einem diabetischen Elternteil mehr als 25%
  - bei beiden Elternteilen mit einem Typ 2 Diabetes bis zu 80%

Äußere Faktoren wie Übergewicht, Diabetesdauer, Güte der Stoffwechselführung, vorhandene Folgeschäden usw. müssen in die Beratung einbezogen werden.

Es ist sicher nicht mehr gerechtfertigt, wie früher vielfach geschehen, Diabetikern (ganz gleich, ob Typ 1 oder Typ 2) ihren Kinderwunsch „auszureden". Der Kinderwunsch kann aber eine starke Motivationshilfe zur Optimierung der Stoffwechsellage bei der diabetischen Mutter sein.

Einen „genetischen Sonderfall" stellt der sog. „MODY"-Diabetes (s. a. „Klassifikation", S. 6) dar. Er wird autosomal dominant vererbt. Heterogene Varianzen scheinen zu existieren. Die Penetranz ist nahezu

vollständig. Es finden sich dementsprechend ganze „MODY"-Famili-
en mit manifesten Diabetikern in jeder Generation und zu 50% diabetischen Kindern. Da der „MODY"-Diabetes sehr mild verläuft und
nur selten zu diabetischen Folgeschäden führt, ist ein generelles Abraten vom Kinderwunsch sicher auch hier nicht gerechtfertigt.

Diabetes und Schwangerschaft

Vor der Entdeckung des Insulins galt die Schwangerschaft einer Diabetikerin als Ausnahme. Die unbehandelte Diabetikerin war fast immer infertil. Diese Situation hat sich durch die Möglichkeiten der Insulintherapie grundlegend geändert. Inzwischen ist die Sterblichkeit der diabetischen Mutter, aber auch die perinatale Kindersterblichkeit bei guter interdisziplinärer Betreuung nicht mehr höher als die nichtdiabetischer Mütter und deren Kinder. Auch die kindliche Mißbildungsrate unterscheidet sich bei Optimierung der Stoffwechselführung nicht mehr von Kindern nichtdiabetischer Mütter. Prinzipiell sollte man also einer Diabetikerin heute nicht mehr von einer Schwangerschaft abraten. Ausnahmen von diesem Grundsatz stellen allerdings fortgeschrittene diabetische Folgeschäden dar.

Gerade weil die Fertilität der diabetischen Frau heute nicht mehr eingeschränkt ist, sollten die Möglichkeiten der Empfängnisverhütung mit der Patientin ausführlich besprochen werden.

Antikonzeption

Folgende Konzepte zur Empfängnisverhütung können angewandt werden:
- Hormonelle Antikonzeptiva
- Intrauterinpessar
- Kondome und Spermizide
- Diaphragma
- Basaltemperaturmessung u. ä.
- Sterilisation

Bei einer Antikonzeption mit **hormonellen Antikonzeptiva** sollte stets ein Präparat im niedrigdosierten Bereich gewählt werden („Mikropille"). Höher dosierte Präparate können zu einer Stoffwechselverschlechterung führen und einen negativen Einfluß auf diabetische Folgeschäden haben.

Intrauterinpessare sind bei guter diabetischer Stoffwechselführung wie bei der nichtdiabetischen Frau einsetzbar. Bei längerfristig unbefriedigender Stoffwechselführung allerdings muß mit erhöhter Infektionsgefahr gerechnet werden.

Kondome und **Spermizide**, insbesondere kombiniert eingesetzt, gewährleisten einen guten Empfängnisschutz und sind wegen der praktisch nicht vorhandenen Nebenwirkungen zu empfehlen.

Die Anwendung von **Diaphragma, Basaltemperaturmessung** und ähnlichem ist hingegen relativ unsicher. Diese Methoden können der Diabetikerin keinen uneingeschränkten Schutz geben.

Eine **Sterilisation** kommt sowohl für den männlichen Partner als auch für die Diabetikerin selbst in Frage. Beide Eingriffe sind klein und risikoarm, aber nicht ohne weiteres reversibel. Deswegen sollte, wenn der Wunsch nach Sterilisation besteht, die persönliche Situation mit der Patientin und dem Partner sehr eingehend besprochen werden.

Stoffwechselführung in der Schwangerschaft

Grundsätzlich ergibt sich aus dem einleitend zur Morbidität und Mortalität Gesagten die Forderung nach einer normoglykämischen Stoffwechseleinstellung.

Die Blutzuckerwerte sollten zwischen 60 und 140 mg/dl liegen. Der HbA_{1c} Wert sollte normal sein.

Betreut man die Diabetikerin bereits vor der Schwangerschaft, so ist diese Forderung im Hinblick auf die Senkung der kindlichen Mißbildungsrate auf den Zeitraum vor der Konzeption auszudehnen. Für die Praxis hieße dies: Die Diabetikerin kommt und bespricht ihren Wunsch, schwanger zu werden, mit dem betreuenden Hausarzt. Bereits jetzt (und nicht erst, wenn die Schwangerschaft eingetreten ist) bemüht man sich um das Erreichen der normoglykämischen Stoffwechsellage. Dazu stehen heute die **intensivierte Insulintherapie** und die **Insulinpumpentherapie** zur Verfügung. Die Gravidität ist eine der wichtigsten Indikationen für eine (möglichst präkonzeptionelle) Insulinpumpentherapie. Regelmäßige Blutzuckerselbstkontrollen zur Anpassung der Insulindosis sind unabdingbar.

Mit einer konventionellen Insulintherapie ist eine normoglykämische Einstellung in aller Regel nicht zu erreichen.

Orale Antidiabetika sind während der Schwangerschaft kontraindiziert. Der **Insulinbedarf** kann zu Beginn der Schwangerschaft geringfügig abfallen, steigt dann aber in der zweiten Hälfte der Schwangerschaft erheblich an und kann in der 28.–32. Schwangerschaftswoche das 2- bis 3fache des Ausgangsbedarfs betragen.

Die **Ernährung** der diabetischen Schwangeren unterscheidet sich nicht von der sonst üblichen Ernährung bei Diabetes. Der mittlere Energiebedarf liegt bei 30–40 kcal/kg Körpergewicht/Tag. Eine Gewichtszunahme von mehr als 10 kg während der Schwangerschaft sollte vermieden werden.

Folgende internistische und gynäkologischen Kontrolluntersuchungen sind bei der diabetischen Schwangeren indiziert:

1- bis 2wöchentlich:
- Gewicht
- Blutdruck
- Ödeme
- Geburtshilfliche Überwachung
- Urinstatus
- Blutzuckertagesprofil
- Azeton

4wöchentlich:
- Funduskontrolle
- HbA_{1c}-Bestimmung

Wie häufig welche geburtshilflichen Untersuchungen durchgeführt werden müssen, entscheidet der betreuende Gynäkologe. Er entscheidet auch über den Zeitpunkt der stationären Aufnahme vor der Entbindung und den Entbindungszeitpunkt.

Komplikationen

- **Hyperemesis** ist bei diabetischen Schwangeren ebenso häufig wie bei nichtdiabetischen Schwangeren. Sie kann zu Hypoglykämien und ketoazidotischen Entgleisungen führen, die eine stationäre Aufnahme erfordern.
- Die **EPH-Gestose** ist häufiger als bei Stoffwechselgesunden und verläuft oft schleichend. Sie korreliert zur Diabetesdauer, zum Vorhandensein diabetischer Folgeschäden und ist umgekehrt proportional zur Güte der Stoffwechselführung.
- Die **fötale Hypertrophie** kann durch Optimierung der Stoffwechsellage weitgehend vermieden werden.
- **Harnwegsinfekte** (auch asymptomatische) sind häufig und müssen konsequent nach Antibiogramm behandelt werden.
- Die Ausbildung eines **Hydramnions** ist ebenfalls abhängig von der Stoffwechselführung.

• Hyalinmembransyndrome und Hypokaliämie können als Folge erhöhter fötaler Insulinspiegel auftreten.

Geburt

Die Festlegung des Geburtstermins richtet sich heute nicht mehr nach starren Klassifikationsschemata, sondern nach der individuellen Einschätzung durch das betreuende Team. Falls die Überwachungsparameter eine normale Entwicklung des Feten anzeigen, kann die Geburt zum errechneten Termin erfolgen. Angestrebt wird im Gegensatz zu früher zunehmend die vaginale Entbindung. Indikationen zur **Sectio** sind:

• EHP-Gestose
• Fortgeschrittene diabetische Folgeschäden
• Hydramnion
• Beckenendlage
• „Zu großes Kind"
• Ältere Erstgebärende (> 30 J.)

Während und in den ersten Wochen nach der Geburt kommt es zu einem deutlichen Abfall des Insulinbedarfs. Erst in den folgenden Wochen pendelt sich der Insulinbedarf im allgemeinen wieder auf die präkonzeptionelle Dosierung ein.

Betreuung des Neugeborenen

Das Neugeborene muß unmittelbar nach der Geburt pädiatrisch betreut werden. Kohlenhydratstoffwechsel, Elektrolyte, Astrup und Blutbild werden engmaschig kontrolliert. Gegen ein Stillen des Neugeborenen durch die diabetische Mutter ist heute bei guter Stoffwechselführung kein Einwand mehr zu erheben.

Schwangerschaftsglukosurie und Gestationsdiabetes

Die Schwangerschaftsglukosurie ist ein physiologisches Phänomen, bedingt durch Herabsetzung der Nierenschwelle für Glukose. Sie ist im allgemeinen nicht behandlungsbedürftig. Trotzdem sollte beim Auftre-

ten einer Glukosurie in der Schwangerschaft eine gestörte Glukosetoleranz durch **oralen Glukosetoleranztest** ausgeschlossen werden.
Liegt eine gestörte Glukosetoleranz vor, ist in jedem Fall diätetische Behandlung erforderlich. Auch bei anamnestisch mit erhöhtem Diabetesrisiko behafteten schwangeren Frauen sollte ein oraler Glukosetoleranztest durchgeführt werden.
Ein erhöhtes Diabetesrisiko besteht bei:
- Familiärer Diabetesbelastung
- Unklaren Mißbildungen bei früheren Schwangerschaften
- Früheren überschweren Kindern
- Übergewicht der Schwangeren

Unter einem **Gestationsdiabetes** versteht man eine gestörte Glukosetoleranz oder einen manifesten Diabetes, die erstmals während der Schwangerschaft diagnostiziert werden. Schwangere Frauen mit vorbekanntem Diabetes fallen nicht unter diesen Begriff. Nach Abschluß der Schwangerschaft kommt es oft zu einer völligen Stoffwechselnormalisierung. Trotzdem sollte, wie oben angegeben, bei Folgeschwangerschaften sorgfältig auf den Kohlenhydratstoffwechsel geachtet werden.
Abschließend sei nochmals betont, daß bei guter Zusammenarbeit von Patienten, Hausarzt, Diabetologen, Gynäkologen und Pädiatern die Schwangerschaft der Diabetikerin zwar immer noch als sog. Risikoschwangerschaft betrachtet werden muß, aber nicht mehr Anlaß zu skeptischer Beratung geben sollte.

Verhalten des Diabetikers in besonderen Situationen

Dieses Kapitel berücksichtigt besonders den insulinspritzenden Diabetiker und seine Möglichkeiten, in Ausnahmesituationen durch geschickte Änderung der Insulindosis eine stabile Stoffwechselführung zu gewährleisten.

Bei Muskelarbeit ist zu unterscheiden, ob eine längere kontinuierliche Muskelarbeit oder eine eher kurze intensive Beanspruchung erfolgen soll. Bei **langer gleichmäßiger Belastung,** wie z. B. Tageswanderungen, Fahrradtouren u. ä., ist es sinnvoll, die morgendliche Insulindosis vor der geplanten körperlichen Betätigung zu reduzieren. Wir groß die Reduktion sein muß, um Hypoglykämien im Tagesablauf zu vermeiden, muß der Patient im allgemeinen selbst in Erfahrung bringen. Treten trotz Dosisreduktion Hypoglykämien auf, werden zusätzlich Kohlenhydrate zugeführt.

Bei **kurzdauernder körperlicher Belastung,** wie z. B. Tennisspielen, Schwimmen, Waldlauf, hat es sich bewährt, ohne Änderung der Insulindosis vor Beginn der körperlichen Aktivität 1–2 BE zusätzlich zu nehmen (sog. Sport-BE).

Bei **fieberhaften Infektionen, Erbrechen** und **Durchfall** muß die Insulindosis entsprechend der aktuellen Blutzuckerkontrolle angepaßt werden.

Bei interkontinentalen **Flugreisen von mehr als 4 Stunden Dauer:**

- Bei Flügen nach Westen wird die „Verlängerung des Tages" bei gleicher Verzögerungsinsulindosis, falls nötig, durch zusätzliche Normalinsulingaben ausgeglichen. Die nächste Injektion eines Verzögerungsinsulins erfolgt dann nach Ortszeit.
- Bei Flügen nach Osten gleicht man die „Verkürzung des Tages" durch Halbierung der Verzögerungsinsulindosis aus. Falls nötig, werden während des Fluges kleine zusätzlich Mengen Normalinsulin injiziert. Die nächste Injektion der vollen Verzögerungsinsulindosis erfolgt ebenfalls nach Ortszeit.

Bei Reisen generell empfiehlt sich die Zusammenstellung einer „**Diabetes-Reiseapotheke**":

- Übliches Insulin

- Ggf. zusätzlich Normalinsulin
- Einmalspritzen
- Glukagon
- Blutzuckersenkende Tabletten
- Glukose (Traubenzucker)
- Harnzuckermeßstäbchen
- Blutzuckermeßstäbchen
- Diabetikerausweis

Die „Reiseapotheke" sollte insbesondere bei Flugreisen immer zur Hand (Handgepäck) und nicht im normalen Reisegepäck sein.

Auch auf **Essen im Restaurant** muß der Diabetiker nicht verzichten. Der geschulte Diabetiker kann abschätzen, welche Nahrungsmittel in welcher Menge für ihn geeignet sind. Selbst „unphysiologische" Mahlzeiten, wie z. B. eine Pizza, können bei ausreichenden Kenntnissen durch entsprechende Therapiemodifikation verstoffwechselt werden. Dies sollte jedoch nicht dazu führen, die Ausnahme zur Regel zu erheben.

Vereinfacht hat sich die Stoffwechselführung durch die intensivierte Insulintherapie auch für **Berufstätige mit sehr unregelmäßigem Lebensstil** und **Schichtarbeit**. Sie können ihr Insulinregime an die Erfordernisse des Alltags weitgehend anpassen.

Sozialmedizinische Aspekte

Der Diabetiker wird zwar heute oft als „bedingt Gesunder" bezeichnet, jedoch kann es für ihn zahlreiche Probleme geben.
Diese Probleme zeigen sich z. B. im täglichen Leben, bei der Berufswahl oder auch im Straßenverkehr und bei Versicherungen.
Auf die Probleme des täglichen Lebens wurde in den einzelnen Kapiteln bereits eingegangen.
Bei der **Berufswahl** können ärztlicherseits Empfehlungen gegeben werden.

- **Empfehlenswert:** Berufe, die eine geregelte Arbeitszeit, gleichmäßige körperliche Belastung und regelmäßige Stoffwechselselbstkontrolle gewährleisten und keine Selbst- oder Fremdgefährdung durch Hypoglykämien bedingen.
- **Geeignet:** Berufe, bei denen möglichst viele der genannten Voraussetzungen erfüllt sind.
- **Möglich:** Berufe, bei denen im Rahmen guter Schulung und gewissenhafter Selbstkontrolle eine gute Stoffwechselführung gewährleistet ist.
- **Ungeeignet:** Berufe, die eine starke Selbstgefährdung durch Hypoglykämien beinhalten.
- **Verboten:** Berufe, die eine Fremdgefährdung durch Hypoglykämien beinhalten.

Ungeeignet sind z. B. auch Berufe, bei denen das Auftreten von diabetischen Folgeschäden (insbesondere diabetische Retinopathie mit Visusminderung) zu einer Berufsunfähigkeit führen kann.
Verboten sind Berufe wie Busfahrer, Taxifahrer, Lokomotivführer, Pilot u. ä.
Tritt ein manifester Diabetes mellitus während des aktiven Berufslebens auf, so werden **Umschulungsmaßnahmen** von Rentenversicherungsträgern und anderen zuständigen Kostenträgern gefördert.
Oft ergeben sich Schwierigkeiten (auch aus Unkenntnis) bei der Übernahme ins Beamtenverhältnis. Hierzu existieren Richtlinien der **Deutschen Diabetes-Gesellschaft,** die jedoch nur Empfehlungen darstellen.
Es ist oft hilfreich, wenn die entsprechende Dienststelle auf die Richtlinien hingewiesen wird:

- Generell ist ein Ausschluß von Diabetikern aus pensionsberechtigten Anstellungen nicht gerechtfertigt.

- Diabetische Bewerber sollten eine langfristige gute Stoffwechseleinstellung (HbA_{1c}) und das Fehlen diabetischer Folgeschäden nachweisen können.
- Der diätetisch einstellbare Diabetes stellt außer in der Gruppe der verbotenen Berufe keine Einschränkung dar.
- Die gute Stoffwechselführung und das Fehlen diabetischer Folgeschäden sollten durch dokumentierte ärztliche Untersuchungen belegt sein.

Stellt sich die Frage der **Berufs- oder Erwerbsunfähigkeit,** ist in aller Regel ein ärztliches Gutachten zu erstellen. Dieses umfaßt folgende Aspekte:
- Gesichertes Krankheitsbild
- Gesicherte und nach dem Schweregrad geordnete Diagnosen
- Beschreibung der Behinderung unter Berücksichtigung des ausgeübten Berufs
- Beginn und Grad der Leistungsminderung
- Prognostische Aspekte
- Erfolg von Rehabilitationsmaßnahmen

Der Diabetiker ist im Frieden vom **Wehrdienst** befreit. Die ZDV (zentrale Dienstvorschrift) 46/I regelt die Bedingungen:
- 10/III: (vorübergehende) Glukosurie oder Pentosurie, abhängig von der Nahrungszufuhr (z. B. gestörte Glukosetoleranz)
- 10/IV: diätetisch einstellbarer Diabetes mellitus
- 10/V: Diabetesverdacht bis zur Klärung der Diagnose (z. B. Glukosurie als Zufallsbefund bei der Musterung)
- 10/VI: oral einstellbarer oder insulinbedürftiger Diabetes mellitus.
Eine Ableistung des Grundwehrdienstes entfällt bei einer Einordnung nach 10/IV und 10/VI. Bei Einordnung nach 10/V erfolgt eine Prüfung zur endgültigen Klärung der Diagnose (z. B. Zurückstellung für ein Jahr). Der Diabetes insipidus fällt unter die Ziffer 10/VI.
Bei Berufssoldaten erfolgt die Beurteilung durch ein truppenärztliches Gutachten. Zeitsoldaten können die vorzeitige Entlassung aus dem Wehrdienst beantragen.

Die Beurteilung der **Fahrtüchtigkeit** erfolgt durch ein ärztliches Gutachten. Folgende Aspekte müssen berücksichtigt werden:
- Diabetische Folgeschäden (insbesondere an den Augen)
- Extrem labiler Diabetes mellitus

• Gesteigerte Hypoglykämiegefährdung (z. B. bei autonomer Neuropathie mit gestörter Gegenregulation).

Strafrechtlich ist der Diabetiker für einen Straßenverkehrsunfall verantwortlich, wenn er zur Zeit des Unfalls unter Störungen litt, die er hätte erkennen oder vermeiden können. Eine Einschränkung der Straffähigkeit stellt eine verminderte Zurechnungsfähigkeit zum Zeitpunkt des Unfalls dar, die z. B. durch eine schwere Hypoglykämie gegeben sein kann – allerdings nur dann, wenn ein **Übernahmeverschulden** ausscheidet. Dieser Fall liegt dann vor, wenn der Diabetiker eine Tätigkeit (wie z. B. das Führen eines Kraftfahrzeuges) übernimmt, obwohl er den damit verbundenen Pflichten nicht gewachsen ist und dies hätte erkennen können.

Zivilrechtliche Konsequenzen können sich u. U. unabhängig von diesen Voraussetzungen ergeben.

Nach dem Grundsatz der Pflichten- und Güterabwägung kann der behandelnde Arzt auch unter Hintanstellung der ärztlichen Schweigepflicht zum Schutz eines höheren Rechtsgutes einen fahruntüchtigen Diabetiker zur Meldung bringen.

In der gesetzlichen sozialen Krankenversicherung wird der Diabetes mellitus wie jede andere Krankheit beurteilt. In der privaten Krankenversicherung wird in aller Regel ein **Risikozuschlag** erhoben. Beim Abschluß von Lebensversicherungen werden Lebenserwartung und Mortalität in Abhängigkeit von Manifestations- und Lebensalter sowie von vorhandenen Folgeschäden berücksichtigt.

Psychosomatische Aspekte

Das Auftreten eines Diabetes mellitus ist in jedem Fall ein einschneidendes Ereignis. Gewisse Änderungen der Lebensführung sind erforderlich, und das Bewußtsein möglicher Folgeschäden stellt eine schwere psychische Belastung dar.

Bezüglich evtl. psychischer Faktoren, die an der Ätiologie des Diabetes mellitus beteiligt sein könnten, existieren zwei hypothetische Modelle:

- Die Hypothese einer permanenten emotionalen Übererregung (**Streßhypothese**)
- Die Hypothese eines chronischen „**Hungerzustandes**" im psychosomatischen Sinne.

Die **erste Hypothese** geht davon aus, daß permanente emotionale Übererregung zu vermehrter chronischer Katecholaminausschüttung führt. Diese bedinge eine Hyperglykämie, die schließlich über die Jahre zu einer Erschöpfung des Inselapparates führe. Die Folge sei das Auftreten eines manifesten Diabetes mellitus. Dem zukünftigen Diabetiker sei schon vor Ausbruch des Diabetes ein spezifisches Persönlichkeitsprofil zuzuordnen: affektive Unreife, infantile Abhängigkeit, psychosexuelle Reifungsstörung, Passivität und Masochismus.
Die **zweite Hypothese** beruht auf der Vorstellung, daß Diabetiker auf bestimmte psychische Belastungen wie auf einen chronischen Hungerzustand reagieren. Nach Bleuler sei der diabetische Stoffwechsel ein ins krankhafte gesteigerter Hungerstoffwechsel ohne Nahrungsmangel. Es bestehe eine ungewöhnlich starke Forderung nach Zuneigung, nach Zuwendung und Liebe. Der Diabetes sei schließlich die Folge einer durch vermehrte Nahrungsaufnahme kompensierten emotionalen Entbehrung.
Bei inzwischen doch weitgehend geklärter Ätiologie auf der Grundlage pathophysiologischer Kenntnisse halte ich persönlich einen ätiopathogenetischen Zusammenhang im psychosomatischen Sinne für sehr unwahrscheinlich.
Zweifelsohne kann jedoch der manifeste Diabetes mellitus zu psychischen Problemen führen. Die psychischen Reaktionsmuster entsprechen denen, die wir auch bei anderen chronischen Erkrankungen fin-

den: Depressionen, Aggressionen, Furcht, Abhängigkeit, Schuldgefühle, Hypochondrie.

Erst in einem oft jahrelangen **Verarbeitungsprozeß,** der durchaus im Sinne einer Trauerarbeit gesehen werden kann, kommt es schließlich zur Akzeptanz, zum Finden einer neuen Identität, die allerdings nicht nur positive Identifikation ist, sondern auch das Zulassen negativer Gefühle beinhaltet.

Bei der hausärztlichen Betreuung des Diabetikers muß dieser Verarbeitungsprozeß berücksichtigt und anerkannt werden. Der Patient muß über seine Ängste sprechen können. Spürt man Aggressionen, sollte man versuchen, diese mit dem Patienten in Worte zu fassen. Der Diabetiker braucht in Phasen der Unsicherheit die Bestätigung, daß er sich richtig verhält. Eine Verschlechterung der Stoffwechselführung trotz gemeinsamer Bemühungen darf auch auf seiten des Arztes nicht zur Resignation führen.

Beim **Kleinkind** ist es zunächst wichtig, alle auftretenden Probleme ausführlich mit den Eltern zu besprechen.

Im **Schulkindalter** sollte das diabetische Kind dann mehr und mehr in die Mitverantwortung einbezogen werden.

In der **Pubertät** treten oft erhebliche Schwierigkeiten auf. Es bewährt sich, das Unabhängigkeitsstreben dieser jugendlichen Patienten positiv zu nutzen und sie zunehmend an Entscheidungsprozessen zur Stoffwechselführung teilnehmen zu lassen.

Beim **erwachsenen Diabetiker** sehen wir uns mit Fragen zur Berufswahl, zur Sexualität, zur Partnerschaft, Familienplanung usw. konfrontiert. Bei älteren Typ 2 Diabetikern stehen dann die Probleme des Lösens von liebgewordenen Gewohnheiten, insbesondere Ernährungsgewohnheiten, im Vordergrund.

Eine einfühlsame Führung, auch in schwierigen psychischen Situationen gehört ganz wesentlich zur Betreuung jedes Diabetikers. Sie sollte als Bestandteil der Diabetestherapie nicht vernachlässigt werden.

Anhang

Kurz wirkende Insuline (Wirkdauer 5–7 Std., Spritz-Mahlzeiten-Abstand 15–30 Min.)

Handelsname	Spezies	Hersteller
Actrapid HM	Humaninsulin	Novo-Nordisk
H-Insulin-Hoechst	Humaninsulin	Hoechst
Velalsulin Human	Humaninsulin	Novo-Nordisk
Huminsulin Normal	Humaninsulin	Lilly
Humalog	Insulinanalogon	Lilly

Mittellang wirkende Insuline (Wirkdauer 10–15 Std., Spritz-Mahlzeiten-Abstand 30–45 Min.)

Handelsname	Spezies	Hersteller
Komb-H-Insulin Hoechst	Human	Hoechst
Depot-H-Insulin Hoechst	Human	Hoechst
Depot-H-15-Insulin Hoechst	Human	Hoechst
Huminsulin Basal	Human	Lilly
Huminsulin Profil I	Human	Lilly
Huminsulin Profil II	Human	Lilly
Huminsulin Profil III	Human	Lilly
Huminsulin Profil IV	Human	Lilly
Insulin Mixtard 50/50 Nordisk Human	Human	Novo Nordisk
Insulin Insulatard Nordisk Human	Human	Novo Nordisk
Insulin Mixtard 30/70 Nordisk Human	Human	Novo Nordisk
Insulin Monotard HM	Human	Novo Nordisk
Insulin Protaphan HM	Human	Novo Nordisk
Insulin Actraphane HM	Human	Novo Nordisk

Lang wirkende Insuline (Wirkdauer bis zu 28 Std.)

Handelsname	Spezies	Hersteller
Novo Ultratard HM	Human	Novo-Nordisk

Literatur

Wissenschaftliche Literaturhinweise (Auswahl)

Alberti KGMM, de Fronzo RA (eds). International Textbook of Diabetes mellitus. New York: Wiley 1992.

Alexander KJ (Hrsg). Gefäßkrankheiten. München: Urban & Schwarzenberg 1994.

Assal JPh, Berger M, Gay M, Canivet J (eds). Diabetes Education. Amsterdam, Oxford, Princeton: Elsevier 1983.

Austenat E, Williams G, Pickup J. Praxisbuch Diabetes mellitus. Berlin: Blackwell 1993.

Bachmann W, Lotz N, Mehnert H (eds). Insulin/Sulphonylurea – Combination Therapy in Type-II-Diabetes. Basel: Karger 1988.

Baekkeskov S, Hansen B (eds). Human Diabetes, Genetic, Environmental and Autoimmune Etiology. Berlin, Heidelberg, New York: Springer 1990.

Berger M, Jörgens V. Praxis der Insulintherapie. 5. Aufl. Berlin, Heidelberg, New York: Springer 1995.

Berger M, Gries FA (eds). Frontiers in Insulin Pharmacology. Stuttgart, New York: Thieme 1994.

Cohen MP. The Polyol Paradigm and Complications of Diabetes mellitus. Berlin, Heidelberg, New York: Springer 1987.

Creutzfeld W (ed). Acarbose for the Treatment of Diabetes mellitus. Berlin, Heidelberg: Springer 1988.

Creutzfeld W, Lefebvre P (eds). Diabetes mellitus, Pathophysiology and Therapy. Berlin, Heidelberg, New York: Springer 1989.

Davidson JK (ed). Clinical Diabetes Mellitus. A Problem oriented Approach. 2nd ed. Stuttgart, New York: Thieme 1991.

Dreyer M, Dammann HG (Hrsg). Vaskuläre Komplikationen und therapeutische Konsequenzen beim Diabetes mellitus. Berlin, Heidelberg, New York: Springer 1990.

Federlin K, Bretzel RG, Hering, B (eds). Methods in Inlet Transplantation Research. Stuttgart, New York: Thieme 1990.

Federlin K, Keen H, Mehnert H (eds). Hypoglycaemia and Human Insulin. Stuttgart, New York: Thieme 1991.

Flückiger R (Hrsg). Nichtentzymatische Glykosilierung von Proteinen bei Diabetes mellitus. Stuttgart, New York: Thieme 1989.

Frier B, Fisher M. Hypoglycaemia and Diabetes. London, Boston, Melbourne, Auckland: 1993.

Girndt J. Nieren- und Hochdruckkrankheiten bei Diabetikern. Weinheim: VCH 1988.

Gries FA, Weidmann P (eds). Diabetes and Hypertension. Heidelberg, Berlin: Springer 1988.

Hanefeld M (Hrsg). Praxis der Therapie des Typ 2 Diabetes. Berlin: de Gruyter 1993.

Howorka K. Funktionelle, nahenormoglykämische Insulinsubstituion. 3. Aufl. Berlin, Heidelberg, New York: Springer 1990.

Hürter P. Diabetes bei Kindern und Jugendlichen. 4. Aufl. Berlin, Heidelberg, New York: Springer 1992.

Irsigler K. (Hrsg). Diabetes Treatment with Implantable Insulin Infusionsystems. München, Wien, Baltimore: Urban & Schwarzenberg 1984.

Irsigler K. Implantable Insulin Pumps. In: Textbook of Diabetes, Vol I. Pickup J, Williams G. (eds). Oxford: Elsevier 1991.

Kappert A. Diagnose arterieller, venöser und lymphatischer Erkrankungen. Lehrbuch und Atlas der Angiologie. 12. Aufl. Bern: Huber 1987.

Knick B, Knick J. Diabetologie. 3. Aufl. Stuttgart: Kohlhammer 1994.

Levine A (ed). The Diabetic Foot. 6th ed. Berlin: 1993.

Mehnert H. Stoffwechselkrankheiten. 4. Aufl. Stuttgart, New York: Thieme 1993.

Mogensen CE, Standl E (eds). Prevention and Treatment of Diabetic Late Complications. Berlin, New York: Springer 1989.

Mogensen CE, Standl E (eds). Pharmacology of Diabetes. Berlin, New York: Springer 1991.

Petrides P. Der Diabetiker im Erwerbsleben. In: Handbuch der Arbeitsmedizin. 12. Aufl. Konietzko, Depuis (Hrsg). Landsberg/Lech: Ecomed 1992.

Pickup J, Williams G (eds). Textbook of Diabetes mellitus. Oxford: Elsevier 1991.

Ratzmann P. Diabetologische Praxis. 2. Aufl. Mainz: Kirchheim 1996.

Reinwein D, Benker G. Klinische Endokrinologie und Diabetologie. Stuttgart, New York: Thieme 1992.

Sauer H. Diabetestherapie. 2. Aufl. Berlin, Heidelberg, New York: Springer 1987.

Schade DS, Santiago JV, Skyler JS, Rizza RA (eds). Intensive Insulin Therapy. New York: Excerpta Medica 1983.

Spanuth E, Hasslacher C (Hrsg). Diabetes und Angiopathie. Berlin, Heidelberg, New York: Springer 1993.

Thomas L (Hrsg). Labor und Diagnose. 4. Aufl. Marburg: 1992.

Waldhäusl W, Gries FA (Hrsg). Diabetes in der Praxis. 2. Aufl. Berlin, Heidelberg, New York: Springer 1996.

Diabetikerschulungs- und Diätliteratur (Auswahl)

Belser FG, Scheidegger K. Der gesunde Zuckerkranke: Typ-I-Diabetes; Typ-II-Diabetes. Zürich: 1992.

Berger M, Jörgens V. Praxis der Insulintherapie. 4. Aufl. Heidelberg: Springer 1990.

Berger W, Constam GR. Leitfaden für Zuckerkranke. 10. Aufl. Basel, Stuttgart: Schwabe 1985.

Chantelau E (Hrsg). Das Diabetes-Diät-Dilemma. Mainz: Kirchheim 1993.

Deparade C. Ich bin Diabetikerin und freue mich auf mein Kind. 3. Aufl. Mainz: Kirchheim 1994.

Deutsche Diabetes-Gesellschaft (Hrsg). Verzeichnis der Diabetes-Schulungszentren. 1993.

Donath M: Diabetiker-Kochbuch. Mit Küchenplakat. München: Südwest 1997.

Elmadfa I, Aign W, Fritzsche D. Nährwerte 1996/97. Jetzt mit über 11.000 Waren und vielen neuen Produkten. Die lebenswichtigen Nährstoffe unserer Lebensmittel. Neu: Kohlenhydrataustauschtabelle für Diabetiker. Empfehlungen für die tägliche Nährstoffzufuhr. GU Kompaß. 2. Aufl. München: Gräfe & Unzer 1996.

Elmadfa I, Aign W, Muskat E, Fritzsche D, Cremer HD: Die große GU Nährwert-Tabelle. München: Gräfe & Unzer 1996.

Ernährungsbericht 1992. Deutsche Gesellschaft für Ernährung (Hrsg). Frankfurt/M, 1992.

Grüßer M, Hartmann P, Jörgens V. Diabetes mellitus, Patientenberatung in der Praxis. 3. Aufl. Köln: Deutscher Ärzte Verlag: 1997.

Hirsch A. Mit Diabetes leben lernen. Mannheim: PAL 1992.

Howorka K. Insulinabhängig? Funktioneller Insulingebrauch: Der Weg zur Freiheit mit nahezu normalem Blutzucker. 6. Aufl. Mainz: Kirchheim 1997.

Jäckle R, Hirsch A, Dreyer M. Gut leben mit Typ 1 Diabetes. Arbeitsbuch zur Basis-Bolus-Therapie. 2. Aufl. Stuttgart, Jena: Fischer 1996.

Jörgens V, Grüßer M, Kronsbein P. Mit Insulin geht es mir wieder besser. Für ältere Diabetiker, die Insulin spritzen. 6. Aufl. Mainz: Kirchheim 1996.

Jörgens V, Grüßer M, Kronsbein P. Mein Buch über den Diabetes mellitus: Ausgabe für Typ-I-Diabetiker. 10. Aufl. Mainz: Kirchheim 1996.

Jörgens V, Kronsbein P, Berger M. Wie behandle ich meinen Diabetes? Für Typ-II-Diabetiker, die nicht Insulin spritzen. 9. Aufl. Mainz: Kirchheim 1997.

Jörgens V, Grüßer M, Kronsbein P. Seker hastaligimi nasil tedavi ederim. Insuline bagimli olmayan Tip 2 Diabetliler icin. Mainz: Kirchheim 1993.

Kalorien mundgerecht: Das praxisorientierte Handbuch für das tägliche Essen und Trinken. Mit Angaben zu den Hauptnährstoffen sowie Cholesterin-, Purin-, Ballaststoff-, Salz- und Zuckerangaben bezogen auf übliche Portionen. 10. Aufl. Frankfurt: Umschau 1996.

Kasper H. Ernährungsmedizin und Diätetik. 8. Aufl. München, Wien, Baltimore: Urban & Schwarzenberg 1996.

Kohlenhydrat- und Fett-Austauschtabelle für Diabetiker. Ausschuß Ernährung der Deutschen Diabetes-Gesellschaft (Hrsg). 5. Aufl. Stuttgart: 1991.

Krönke HJ. Diabetes. 3. Aufl. Niedernhausen/Taunus: Falken 1991.

Lübke D, Willms B: Kochbuch für Diabetiker. auch mit vollwertigen Rezepten für die vegetarische Küche. 2. Aufl. Stuttgart: Trias 1990.

Mehnert H, Standl E. Handbuch für Diabetiker. 5. Aufl. Stuttgart: Trias 1991.

Menzel R. Insulin zum Leben. 3. Aufl. Berlin: Verlag Gesundheit 1997.

Nassauer L, Fröhlich-Krauel A, Petzoldt R. Bildkochbuch für Diabetiker. 6. Aufl. München: Gräfe & Unzer 1992.
(Derselbe Titel in einer Ausgabe für Blinde, Deutsche Blindenstudienanstalt, Marburg).

Petzoldt R, Schöffling K. Sprechstunde Diabetes. 2. Aufl. München: Gräfe & Unzer 1996.
(Derselbe Titel in verschiedenen Sprachen).

Teuscher A. Vollwerternährung wertvoll für alle. Bern: Huber 1993.

Toeller M, Schumacher W, Groote AC. Kochen und Backen für Diabetiker. Niedernhausen/Taunus: Falken 1990.

Toeller M, Klischan A, Hürter P. Jugendliche Diabetiker voll drauf! 2. Aufl. Mainz: Kirchheim 1994.

Travis LB, Hürter P. Einführungskurs für Kinder und Jugendliche mit Diabetes mellitus. 4. Aufl. Bund diabetischer Kinder und Jugendlicher, Frankfurt: 1990.

Willms B. Was ein Diabetiker alles wissen muß. 7. Aufl. Mainz: Kirchheim 1995.

Diabetikerzeitschriften (Auswahl)

Diabetes-Journal (Organ der Deutschen Diabetes-Gesellschaft, des Deutschen Diabetiker-Bundes, der Deutschen Diabetes-Union). Mainz.

D-Journal (Zeitschrift der Schweizerischen Diabetes-Gesellschaft). Zürich/Schweiz.

Diabetes Care (Journal of Clinical and Applied Research and Education). Amerikanische Diabetes-Gesellschaft. New York.

Diabetes Forecast (Zeitschrift der Amerikanischen Diabetes-Gesellschaft). New York.

Diabetikerlehrprogramme

The teaching letter. Diabetes education. Assal JPh (ed). Study Group of the European Association for the Study of Diabetes. Englische Fassung, Genf 1985. Deutsche Fassung, München 1986.

Behandlungs- und Schulungsprogramm für Typ-2-Diabetiker, die nicht Insulin spritzen (Boehringer Mannheim).

Behandlungs- und Schulungsprogramm für Typ-2-Diabetiker, die Insulin spritzen (Boehringer Mannheim).

Diabetes bei Kindern: ein Behandlungs- und Schulungsprogramm (Boehringer Mannheim).

Jugendliche mit Diabetes: ein Schulungsprogramm (Boehringer Mannheim).

Behandlungs- und Schulungsprogramm für Typ-I-Diabetiker (Boehringer Mannheim).

Sachverzeichnis

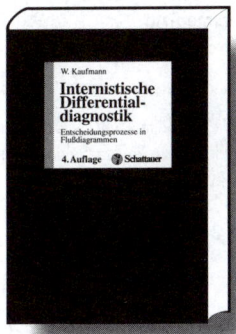

Altersmedizin

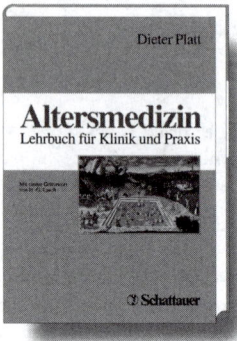

D. Platt (Hrsg.)
Altersmedizin
Lehrbuch für Klinik und Praxis

Mit einem Geleitwort von H.-G. Lasch

1997. 944 Seiten, 186 teils mehrfarbige
Abbildungen in 217 Einzeldarstellungen,
178 Tabellen, geb.
DM 198,–/öS 1445,–/sFr 176,–
ISBN 3-7945-1748-2

Charakteristisch für die Altersmedizin sind multimorbide Patienten mit meist chronischen Krankheiten. Diese Multimorbidität verlangt eine gute interdisziplinäre Zusammenarbeit, um optimale Bedingungen für Diagnostik und Therapie zu schaffen.

Besonderheiten im Alter zeigen sich sowohl in den operativen Fächern als auch in der Inneren Medizin, der Psychiatrie, der Neurologie u.a. Besondere Kenntnis verlangt die Pharmakotherapie, da physiologische und pathologische Altersveränderungen die Pharmakokinetik und -dynamik beeinflussen. Schwierige Anforderungen stellt die geriatrische Intensivmedizin – nicht nur an Mediziner, sondern auch an Theologen und Juristen.

Diesen komplexen Aspekten wird das Werk, nicht zuletzt dank der großen interdisziplinären Autorenschaft, voll gerecht. Es ist ein umfassendes Lehrbuch der Altersmedizin mit gut strukturierter Didaktik aufgrund von Hervorhebungen, Marginalien und Rasterunterlegungen.

Angesprochen werden Ärztinnen und Ärzte in Klinik und Praxis, die sich zunehmend mit betagten multimorbiden Menschen werden beschäftigen müssen.